KUṆḌALINĪ-YOGA

EL PODER ESTÁ EN TI

KUṆḌALINĪ-YOGA
EL PODER ESTÁ EN TI

Prabhuji

KUṆḌALINĪ-YOGA
EL PODER ESTÁ EN TI

Quinta edición: 2019

Impreso en Estados Unidos

Publicado por
Prabhuji Mission

319 Route 31
Round Top
NY 12473
USA

Sitio internet: www.prabhuji.net
Correo electrónico: info@prabhuji.net

ISBN-13: 978-1-945894-01-5
ISBN-10: 1-945894-01-6

Library of Congress Control Number: 2016913059

ÍNDICE

Dedicado con profundo agradecimiento a mi amado maestro, un veedor, un ser iluminado, alguien que es nadie, solo una presencia... una gaviota que más que nada en la vida ama volar.

Prefacio

La historia de mi vida no es más que un largo viaje, desde lo que creía ser hasta lo que realmente soy. Es el relato de un trascender de lo personal y lo universal, lo parcial y lo total, lo ilusorio y lo real, lo aparente y lo verdadero. Mi vida es un vuelo más allá de lo temporal y lo eterno, la oscuridad y la luz, lo humano y lo divino. Esta historia no es pública, sino profundamente privada e íntima.

Solo lo que empieza, termina; lo que principia, finaliza. Quien vive en el presente no nace ni muere, porque lo que carece de comienzo no caduca jamás.

Soy discípulo de un veedor, de un ser iluminado, de alguien que es nadie. Fui iniciado en mi niñez espiritual por la luz de la luna. Me inspire en una gaviota que más que nada en la vida amó volar.

Enamorado de lo imposible, atravesé el universo obsesionado por una estrella. Pisé infinitos senderos, siguiendo las huellas de quienes vieron… con profundo respeto hacia ellos pero siempre a mi manera.

Cual océano que anhela el agua, busqué mi hogar dentro de mi propia casa.

No soy un guía, profesor, instructor, educador, pedagogo, evangelista, gurú, rabino, *posek halajá* o maestro, sino solo un caminante al cual es posible preguntarle por la dirección que buscas. Con gusto te señalo un lugar donde todo se calma al llegar… más allá del sol y las estrellas, de tus deseos y anhelos, del tiempo y el espacio, de los conceptos y conclusiones, más allá de ti.

Pinto suspiros, esperanzas, silencios, aspiraciones y melancolías… paisajes interiores y atardeceres del alma. Soy un pintor de lo indescriptible, lo inexpresable, lo indefinible e inconfesable de nuestras profundidades.

Desde la niñez, ventanitas de papel cautivaron mi atención; a través de ellas recorrí lugares, conocí personas e hice amistades.

No es mi intención convencer a nadie de nada. No ofrezco una teología o filosofía, ni predico o enseño, sino que solo pienso en voz alta. El eco de estas palabras puede conducir a ese infinito espacio donde todo es paz, silencio, amor, existencia, conciencia y dicha absoluta.

No poseo mensajes ni enseñanzas sino solo grito en la noche «¡sálvense quien pueda!»… y les digo sinceramente: todos podemos, créanme.

No me busques, búscate a ti. No me necesitas a mí, porque tú eres lo único que realmente importa. Lo que anhelas yace en ti, aquí y ahora, como lo que eres.

Escapa de la fama, porque la verdadera gloria no se basa en la opinión pública, sino en lo que eres en realidad.

Lamentablemente, el sentido común parece haber sido distribuido equitativamente. Todo el mundo está seguro de poseerlo en tal abundancia que casi nadie ha dejado lugar para el suyo propio.

Elige la dicha en vez del éxito, la vida a la reputación, la sabiduría a la información.

Si tienes éxito, no conocerás solo la admiración sino también los verdaderos celos. Sin embargo, la envidia es el homenaje que la mediocridad le rinde al talento: tan solo una aceptación y una declaración abierta de inferioridad.

Recuerda siempre que somos muchos los seres, pero pocos los humanos. Estos últimos no ladran, maúllan ni rebuznan; más bien, piensan y sus palabras merecen ser escuchadas. Porque en nuestros días, son muchos los seres que rebuznan, pocos los que hablan y menos los que cantan.

Te aconsejo volar libremente y jamás temer equivocarte. Aprende el arte de transformar tus errores en lecciones. Jamás culpes a otros de tus faltas: recuerda que tomar la total responsabilidad de tu vida es un signo de madurez.

Volando aprendes que lo importante no es tocar el cielo, sino poseer el valor para desplegar tus alas. Cuanto más alto te eleves, el mundo se verá más graciosamente pequeño e insignificante. Caminando, tarde o temprano comprenderás que toda búsqueda comienza y finaliza en ti.

Tu bienqueriente incondicional,
Prabhuji

Introducción

Al contemplar un gran roble, inferimos que sus raíces están sumamente desarrolladas. Si tuviera las raíces de una pequeña planta, dicho árbol cedería ante la primera brisa otoñal. Aunque ocultas, sus raíces son vitales para su apoyo aéreo.

Aún recuerdo cuando mi familia emigró de Chile, nuestra tierra natal. Mi padre solía lamentarse diciendo que un árbol joven puede ser trasplantado y adaptarse con relativa facilidad, pero a un árbol viejo como él, le resultaba muy difícil cambiar de idioma y de cultura. Esa comparación entre el ser humano y el árbol me quedó grabada en lo más profundo: al igual que las raíces del árbol son proporcionales a su tamaño, nuestro grado de desarrollo interior corresponde a nuestra altura espiritual. Florecemos en la medida en que somos capaces de enraizarnos en lo profundo de la existencia. Cuanto más nos adentramos, más nos elevamos. El cielo no se alcanza volando, sino que excavando en lo profundo.

Ganar altura física es solo un incremento en tamaño. Podemos crecer hacia arriba, pero solo maduramos hacia dentro. La evolución no sucede en la superficie; cuando abrimos paso hacia lo profundo, entonces, descubrimos nuestra eternidad.

El *kuṇḍalinī-yoga* es una modalidad yóguica que estimula el despertar consciente de la *kuṇḍalinī-śakti*, o 'la energía enrollada'. Esta energía es la conciencia trascendental; es el poder creativo de Dios, y por ende, el potencial creativo en el ser humano.

El *kuṇḍalinī-yoga* nos invita a despertar nuestro potencial divino y revelar el secreto mismo de la creación oculto en lo más fundamental de la naturaleza humana; esta involución hace desaparecer todo sentido de abajo o arriba, de dentro o fuera.

Muchos senderos espirituales recomiendan subestimar la dimensión tiempo-espacio y aislarse de los demás. Pero *kuṇḍalinī-yoga* enseña que en las profundidades de cada instante, se esconde lo eterno; en el interior de todo lugar, se encuentra el infinito; y dentro de cada ser humano, yace Dios.

Sección I -
La *kuṇḍalinī-śakti*

Capítulo 1

El cuerpo astral y el *prāṇa*

El ser humano es una estructura multidimensional y son varias las envolturas que abrigan su alma:

1. El cuerpo físico burdo, o *sthūla-śarīra*, incluye el *anna-maya-kośa*, o 'envoltura de alimento'.
2. El cuerpo astral sutil, *liṅga-śarīra* o *sūkṣma-śarīra*, incluye tres capas: *prāṇa-maya-kośa* (envoltura pránica), *mano-maya-kośa* (envoltura mental) y *vijñāna-maya-kośa* (envoltura intelectual).
3. El cuerpo causal, o *kāraṇa-śarīra*, incluye el *ānanda-maya-kośa*, o 'la envoltura de dicha'.

Tanto el yoga como la mayoría de los métodos de la medicina oriental nos hablan del cuerpo astral como compuesto de *prāṇa*, en el que se encuentran los *cakras*, o 'centros energéticos', centros que se hallan interconectados mediante los *nāḍīs*, o 'conductores de energía'.

El cuerpo astral y el físico están unidos mediante un *nāḍī* semejante a un hilo plateado a través del cual fluye la energía vital. Cuando ese cordón se corta, el cuerpo físico muere y se separa definitivamente del cuerpo astral.

El cuerpo astral

Como hemos mencionado, encontramos tres diferentes capas (*kośas*) en el *liṅga-śarīra* con sus correspondientes elementos:

1. El *prāṇa-maya-kośa* es la envoltura energética, compuesta por *nāḍīs*, los cuales se interrelacionan en los chakras. Aunque la forma de esta envoltura es sutil, se asemeja a la forma del cuerpo físico. Está compuesta de los aires vitales (*prāṇas*) y los cinco órganos de acción (*karmendriyas*): boca, manos, pies, genitales y ano. La envoltura pránica consta de 72 000 *nāḍīs*, tal como lo indica el *Haṭha-yoga-pradīpikā*:

catur-aśīti-pīṭheṣu
siddham eva sadābhyaset
dvā-saptati-sahasrāṇāṁ
nāḍīnāṁ mala-śodhanam

Entre las 84 *āsanas*, *siddhāsana* siempre debe ser practicada, ya que limpia las impurezas de los 72 000 *nāḍīs*. (*Haṭha-yoga-pradīpikā*, 1.41).

dvā-saptati-sahasrāṇāṁ
nāḍīnāṁ mala-śodhane
kutaḥ prakṣālanopāyaḥ
kuṇḍaly-abhyasanādṛte

Fuera de la práctica de *kuṇḍalinī*, no hay otra manera para limpiar las impurezas de los 72 000 *nāḍīs*. (*Haṭha-yoga-pradīpikā*, 3.123).

dvā-saptati-sahasrāṇi
nāḍī-dvārāṇi pañjare
suṣumṇā śāmbhavī śaktiḥ
śeṣās tveva nirarthakāḥ

En este cuerpo hay 72 000 aperturas de *nāḍīs*, de los cuales, el *suṣumṇā*, que contiene el *śāmbhavī-śakti*, es el único importante. El resto son inútiles. (*Haṭha-yoga-pradīpikā*, 4.18).

En los *upaniṣads*, también se mencionan los *nāḍīs*:

dvā-saptati-sahasrāṇi
pratināḍīṣu taitilam

En cada uno de los 72 000 *nāḍīs*, hay un material aceitoso. (*Kṣurikā Upaniṣad*, 17b).

2. El *mano-maya-kośa* es la envoltura mental que consiste en la mente instintiva, que incluye tanto a *manas* (la mente consciente) como a *citta* (la mente subconsciente, la memoria). Es el asiento del deseo y el soberano de los órganos cognitivos y de acción. Incluye los cinco órganos cognitivos (*jñānendriyas*): oídos, piel, ojos, lengua y nariz.
3. El *vijñāna-maya-kośa* es la envoltura intelectual que incluye *ahaṅkāra* (el ego) y el *buddhi* (el intelecto). El primero es aquello que creemos ser, es decir, la noción del yo que se adjudica lo que ocurre y se percibe a sí mismo como el hacedor. El segundo es el principio discriminador que evalúa y determina.

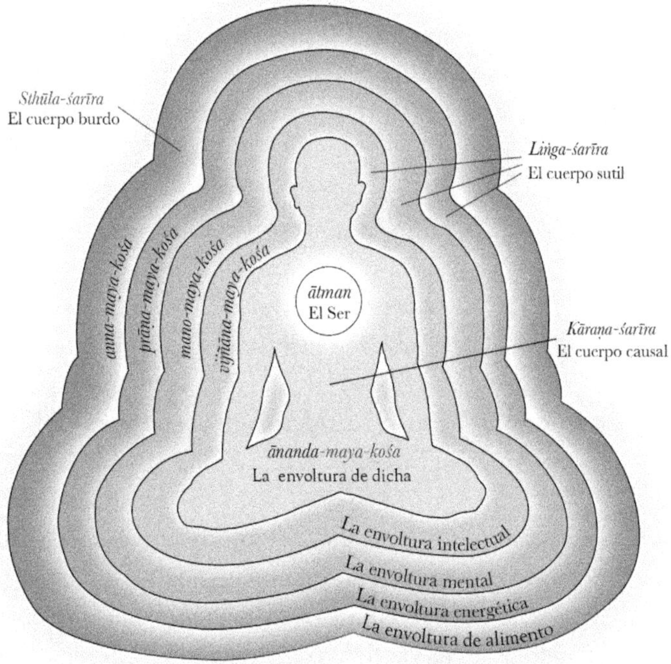
Sthūla-śarīra
El cuerpo burdo
Liṅga-śarīra
El cuerpo sutil
anna-maya-kośa
prāṇa-maya-kośa
mano-maya-kośa
vijñāna-maya-kośa
ātman
El Ser
Kāraṇa-śarīra
El cuerpo causal
ānanda-maya-kośa
La envoltura de dicha
La envoltura intelectual
La envoltura mental
La envoltura energética
La envoltura de alimento

Envolturas, o *kośas*

Prāṇa o 'energía vital'

El significado de la palabra sánscrita *prāṇa* es 'energía vital', pero a menudo se refiere a la respiración por ser su expresión más cercana a nuestra experiencia física.

Desde hace miles de años, los veedores védicos (*ṛṣis*) sabían lo que nuestra ciencia occidental ha descubierto en el último siglo: que la materia sólida percibida a través de nuestros sentidos no es más que energía. La sabiduría acerca del *prāṇa* forma parte integral de los Vedas. El antiguo *Atharva Veda* tiene rezos que piden que la vida sea protegida de la muerte, gracias a *prāṇa* y *apāna*:

prāṇāpānau mṛtyor mā pātaṁ svāhā

> Oh, *prāṇa* y *apāna*, que mi vida no caiga en la muerte (el ciclo de nacimientos). (*Atharva Veda*, 2.16.1).

prāṇāya namo yasya sarvam idaṁ vaśe
yo bhūtaḥ sarvasyeśvaro yasmint sarvaṁ pratiṣṭhitam

> Nuestras respetuosas reverencias a *prāṇa*, bajo cuyo control está el universo entero, quien se ha transformado en el soberano de todo y de quien todo depende. (*Atharva Veda*, 11.4.1).

El *Chāndogya Upaniṣad* se refiere a la energía vital de la siguiente manera:

sa yad avocaṁ prāṇaṁ prapadya iti prāṇo vā idaṁ sarvaṁ
bhūtaṁ yad idaṁ kiñca tam eva tat prāpatsi

> Dije: «me refugio en *prāṇa*», porque todos estos seres y todo lo que existe, en realidad, son *prāṇa*. Por lo tanto, me refugio solo en esto. (*Chāndogya Upaniṣad*, 3.15.4).

Prāṇa es la forma más sutil de energía o la unidad de energía fundamental, de tal manera que podemos decir que el cosmos es una manifestación de *prāṇā*. Todo lo que actúa o se mueve en el universo es una expresión de la energía vital. El gran maestro y santo de Rishikesh, Su Santidad Swami Śivānanda, explica en su importante obra *La ciencia del prāṇāyāma*: «*Prāṇa* es la suma total de toda la energía que se manifiesta en el universo. Es la suma total de todas las fuerzas de la naturaleza». A nivel físico, toda capacidad para realizar un trabajo o producir calor es una expresión de *prāṇa*. Por lo tanto, toda energía, potencial, cinética, mecánica, calórica, eléctrica o química, es expresión del *prāṇā*.

El *prāṇa* es una expresión de Brahman, el supremo sustentador de la manifestación cósmica. La vida sería imposible sin *prāṇa*, ya que este poder pránico posibilita todas las funciones de nuestro organismo. Se trata de la energía original de nuestras facultades mentales, emocionales y biológicas: desde el pensamiento hasta el bostezo, pasando por sensaciones fisiológicas como el hambre, la sed, el frío o el calor. Esta energía también posibilita los procesos orgánicos como la digestión, la excreción y la secreción. Al vibrar en distintas longitudes de onda, lleva a cabo funciones involuntarias, como las del sistema inmunológico y el circulatorio, así como actividades sensoriales y movimientos corporales. El *prāṇa* bombea la sangre desde el corazón a través de los vasos sanguíneos. Además, es el poder que conecta el cuerpo físico con el astral.

La alimentación y la respiración son dos de las funciones

que renuevan la energía pránica en nuestro cuerpo. *Prāṇa* es nuestro verdadero alimento, mientras que sus conductores —el agua, los alimentos, las vitaminas, el oxígeno, los rayos solares, etcétera— son solo los diferentes vehículos que lo transportan.

Tipos de *prāṇa*

Igual que la electricidad puede generar frío, movimiento, luz, sonido o calor, *prāṇā* puede manifestarse en un sinfín de funciones, como ver, hablar, sentir, moverse, pensar, etcétera. Según el sistema *sāṅkhya*, existen cinco *prāṇas* mayores (*pañca-prāṇas*) y cinco *prāṇas* menores (*pañcopa-prāṇas*). Los *pañca-prāṇas* son las cinco principales direcciones en las que circula el *prāṇa*. Cada una de ellas cumple con una función diferente:

1. *Prāṇa*: Circula en la zona pectoral y regula la respiración.
2. *Apāna*: Fluye entre el ano y el abdomen inferior. Elimina del organismo orina, heces, semen y flujo mentrual.
3. *Samāna*: Fluye alrededor del ombligo y se mueve en la región central del cuerpo. Rige la digestión y estimula la secreción de jugos gástricos. Se encarga de la adecuada distribución de sustancias nutritivas en el organismo.
4. *Udāna*: Controla las cuerdas vocales, así como la toma de aire y de alimento. También eleva la energía. Por eso, cuando uno se encuentra triste o deprimido debe concentrar su atención en el área de la garganta, donde *udāna* circula.
5. *Vyāna:* Impregna el cuerpo entero. A veces se le denomina «aura», ya que es la energía que protege toda la superficie del cuerpo.

Los *pañcopa-prāṇas* son:

1. *Nāga*: Alivia la presión en la zona abdominal a través del eructo.
2. *Kūrma*: Regula el tamaño del iris del ojo según la intensidad de la luz para facilitar la visión. También controla el movimiento de los párpados para proteger los ojos de cualquier posible daño causado por la penetración de cuerpos extraños.
3. *Kṛkara*: Impulsa a toser para impedir que sustancias extrañas entren por la garganta o las fosas nasales.
4. *Deva-datta*: Provoca el bostezo e induce al sueño.
5. *Dhanañjaya*: Produce la flema y permanece incluso después de la muerte del cuerpo.

La evolución de *prāṇā*

Brahman es la fuente a partir de la cual todo se origina, y el *prāṇa* es su expresión y proyección. Por lo tanto, el *prāṇa* no es una fuerza ciega, sino una energía inteligente. Brahman es el aspecto no manifestado, mientras que el *prāṇa* es su aspecto creativo que evoluciona y asume la multiplicidad de las formas. Es la misma energía que mantiene en orden el movimiento de los cuerpos celestes y conserva el equilibrio ecológico de nuestro planeta. Se encarga de las diferentes funciones en nuestro organismo que facilitan la vida. Leemos:

yad idaṁ kiñca jagat sarvaṁ
prāṇa ejati niḥsṛtam
mahad-bhayaṁ vajram udyataṁ
ya etad vidur amṛtās te bhavanti

> Todo aquello que existe en este mundo cambiante ha surgido de *prāṇa* y se mueve dentro de este, el gran aterrador, como un relámpago rígido. Quienes lo saben alcanzan la inmortalidad. (*Kaṭha Upaniṣad,* 2.3.2).

El *prāṇā* evoluciona y deviene primero en la mente cósmica y luego en niveles más burdos como los cinco elementos básicos o *pañca-tattvas*: éter (*ākāśa*), aire (*vāyu*), fuego (*agni*), agua (*āpas*) y tierra (*pṛthivī*). Este proceso puede compararse con el enfriamiento del agua: a medida que desciende la temperatura, el agua se vuelve más y más burda hasta convertirse en nieve o hielo. De la misma manera, en el proceso dinámico de encubrimiento de la conciencia, el universo se manifiesta desde lo sutil hasta lo burdo.

La creación ocurre tanto a nivel macrocósmico como microcósmico: lo que acontece en el universo también ocurre en cada grano de arena y en nuestro propio cuerpo. La manifestación del cuerpo implica un proceso evolutivo, un devenir por parte del *prāṇā* desde lo sutil hasta niveles más burdos, desde lo oculto a lo revelado.

1. *Sahasrāra-cakra*: Brahman y su *śakti* yacen a nivel causal en perfecta unión como Uno antes de la manifestación del cuerpo físico, en el séptimo centro energético ubicado en la coronilla.
2. *Ājñā-cakra:* Primero, la mente se manifiesta en el sexto centro.
3. *Viśuddha-cakra:* El éter (*ākāśa*) se manifiesta en el plexo laríngeo.
4. *Anāhata-cakra:* El aire (*vāyu*) se manifiesta en el plexo cardíaco.
5. *Maṇipūra-cakra:* El fuego (*agni* o *tejas*) se manifiesta en

el plexo solar.

6. *Svādhiṣṭhāna-cakra:* El agua (*ojas* o *āpas*) se manifiesta en el plexo prostático o uterino.
7. *Mūlādhāra-cakra:* Por último, la tierra (*pṛtvi*) se manifiesta en el plexo sacro. Después de alcanzar el elemento tierra, el aspecto dinámico del *prāṇā* permanece en el *mūlādhāra-cakra,* mientras que su aspecto estático reside en el *sahasrāra.*

La energía vital es la responsable del proceso evolutivo. Comienza con los cinco elementos y sigue su desarrollo por el reino vegetal, el reino animal, hasta llegar al ser humano.

Cabe señalar que en el mencionado proceso de la manifestación cósmica, Brahman y el *prāṇā* no sufren realmente cambio alguno; solo las formas y los nombres se desarrollan o evolucionan. Al igual que el agua no cambia al adquirir la densidad del hielo, la evolución es un cambio aparente o superficial.

Los *nāḍīs* o 'conductores de energía'

La energía vital (*prāṇa-śakti*) y la energía mental (*manas-śakti*) no fluyen desordenadamente a través de nuestro organismo, sino que circulan por senderos astrales, muy bien definidos, denominados *nāḍīs.* La palabra *nāḍī* deriva de la raíz sánscrita *nād* que significa 'moverse'. La energía vital fluye por estos delicados canales astrales de manera similar a la sangre que fluye por las venas y arterias a nivel físico. A pesar de que no podemos ver los *nāḍī*s, estos influyen en el organismo físico.

La estructura de los *nāḍīs* es tubular y consiste en tres capas: la exterior (*nāḍī*), la intermedia (*damani*) y la interior (*sira*). Hay dos clases de *nāḍīs*: los conductores de energía pránica (*prāṇa-vāha-nāḍīs*) y los conductores de fuerza mental (*mano-vāha-nāḍīs*). Los canales astrales emanan desde el *kanda* y el *meḍhra*. La palabra *kanda* significa 'raíz' porque es el origen de todos los *nāḍīs*. El *kanda* tiene la forma de un huevo y está cubierto por membranas. El *Haṭha-yoga-pradīpikā* indica su ubicación exacta:

ūrdhvaṁ vitasti-mātraṁ tu
vistāraṁ catur-aṅgulam
mṛdulaṁ dhavalaṁ proktaṁ
veṣṭitāmbara-lakṣaṇam

> El *kanda* está situado por encima del ano, su largo es un palmo y su ancho es cuatro pulgadas; es suave y blanco, como si estuviera envuelto en tela. (*Haṭha-yoga-pradīpikā*, 3.113).

El *kanda* se encuentra sobre el primer centro, específicamente en el *granthi-sthāna* (*granthi* es 'nudo' y *sthāna* es 'plataforma' o 'base'). En esta área, el *kanda* se conecta con el *suṣumṇā-nāḍī*.

El *meḍhra* está entre el primer y tercer chakra, tal como lo señala este verso:

ūrdhvaṁ meḍhrād adho nābheḥ
kande yoniḥ khagāṇḍavat

tatra nāḍyaḥ samutpannāḥ
sahasrāṇāṁ dvi-saptatiḥ
teṣu nāḍī-sahasreṣu
dvi-saptatir udāhṛtā

Desde el *meḍhra*, [ubicado] por encima de la base del perineo y por debajo del ombligo, que es el punto de origen de los *nāḍīs* y tiene la forma de un huevo, emanan setenta y dos mil canales de energía. Entre esos miles de canales, setenta y dos se consideran los principales. (*Yoga-cūḍāmaṇi Upaniṣad*, 14b-15).

En realidad, el lugar de origen de los *nāḍīs* es tanto el *kanda* como el *meḍhra*, que es la zona del *granthi-sthāna*. Están tan cercanos que prácticamente se encuentran en el mismo lugar. Recordemos que se trata del plano astral y no de materia sólida o substancia.

Los diez principales *nāḍīs:*

Existen diferentes versiones respecto a la cantidad de *nāḍīs* que hay en el cuerpo astral. De acuerdo con los *tantras*, llegan a 72 000. El *Śiva Samhita* y el *Yoga-cūḍāmaṇi Upaniṣad* indican que hay diez *nāḍīs* principales:

pradhānāḥ prāṇa-vāhinyo
bhūyas tāsu daśa smṛtāḥ
iḍā ca piṅgalā caiva
suṣumṇā ca tṛtīyagā
gāndhārī hasti-jihvā ca
pūṣā caiva yaśasvinī
alambusā kuhūś caiva
śaṅkhinī daśamī smṛtā

Nuevamente, entre estos [setenta y dos], diez son los principales *nāḍīs* para el flujo del *prāṇa*. Estos son conocidos como *iḍā* y *piṅgalā*, el tercero es *suṣumṇā*, el resto son *gāndhārī, hasti-jihvā, pūṣā, yaśasvinī, alambusā, kuhū* y el décimo es *śaṅkhinī*. De este modo se han mencionado. (*Yoga-cūḍāmaṇi Upaniṣad*, 16-17).

La misma escritura se refiere a la ubicación exacta de los *nāḍīs* mayores mencionados con anterioridad:

etan nāḍī mahā-cakraṁ
jñātavyaṁ yogibhiḥ sadā
iḍā vāme sthitā bhāge
dakṣiṇe piṅgalā sthitā

suṣumṇā madhya deśe tu
gāndhārī vāma-cakṣuṣi
dakṣiṇe hasti-jihvā ca
pūṣā karṇe ca dakṣiṇe

yaśasvinī vāma-karṇe
cānane cāpu alambusā
kuhūś ca liṅga-deśe tu
mūla-sthāne tu śaṅkhinī

Los yoguis siempre deben ser conscientes de este gran complejo de *nāḍīs*. *Iḍā* está en el lado izquierdo y *piṅgalā*, en el derecho. *Suṣumṇā* está en el medio. *Gāndhārī* va al ojo izquierdo y *hasti-jihvā*, al ojo derecho. *Pūṣā* va al oído derecho y *yaśasvinī*, hacia el oído izquierdo. *Alambusā* va a la región de la cara. *Kuhū* va a los genitales y *śaṅkhinī*, al perineo. (*Yoga-cūḍāmaṇi Upaniṣad*, 18-20).

***Suṣumṇā-nāḍī*:** El *suṣumṇā* se considera el *nāḍī* principal porque conduce energía espiritual y, por lo tanto, está íntimamente ligado al proceso de desarrollo en el camino hacia la luz. El *suṣumṇā-nāḍī* se extiende desde el primer chakra hasta el *brahma-randhra*. Dentro del *suṣumṇā* se hallan tres diferentes *nāḍīs*: *vajra-nāḍī* en el exterior; hacia el interior está el *chitra-nāḍī*, y en el centro el *brahma-nāḍī* por el cual circula la *kuṇḍalinī-śakti* en su camino ascendente hacia el último chakra.

A la izquierda del *suṣumṇā* se encuentra el *iḍā-nāḍī*, que canaliza la energía femenina y lunar; regula nuestra faceta psíquica porque conduce la energía mental (*manas-śakti*). A la derecha del *suṣumṇā* está el *piṅgalā-nāḍī*, que canaliza la energía masculina y solar; domina nuestro aspecto vital porque a través de él fluye *prāṇa-śakti*.

***Iḍā-nāḍī* y *piṅgalā-nāḍī*:** El *iḍā-nāḍī* fluye desde el ovario o testículo derecho hasta la fosa nasal izquierda. El *piṅgalā-nāḍī* fluye desde el ovario o testículo izquierdo hasta la fosa nasal derecha.

Iḍā se conecta al hemisferio derecho del cerebro y, por ende, rige nuestro aspecto intuitivo, nuestra comprensión y emociones. *Piṅgalā* se conecta con el hemisferio izquierdo e influye en el lenguaje y nuestro pensamiento lógico, analítico y racional.

En la mayoría de los seres humanos, el hemisferio que predomina oscila cada 90 a 180 minutos. Junto con el intercambio, oscila la actividad de los *nāḍīs* de tal manera que a veces prevalece el *iḍā* y otras el *piṅgalā*. Si el *iḍā* prevalece, la fosa nasal izquierda estará más despejada, mientras que si el *piṅgalā* prevalece, la fosa nasal derecha será la más despejada. El *nāḍī* predominante activará su fosa nasal y, por ende, la cadena nerviosa asociada con él. El *iḍā* está conectado con el sistema nervioso parasimpático, mientras que el *piṅgalā* se relaciona con el sistema nervioso simpático. Esa alteración nos hace fluctuar entre estados activos y receptivos, entre estados analíticos e intuitivos.

En el aspecto psicológico, la libre circulación del *prāṇa* a través de estos dos *nāḍīs* está íntimamente relacionada con la actividad mental en los dos hemisferios cerebrales. El *iḍā* nos da la inspiración, mientras que el *piṅgalā* hace posible la actividad. La respiración y la actividad de estos *nāḍīs* son interdependientes, por eso, mediante el control de nuestra respiración, podemos influir en la actividad de los *nāḍīs*.

Además, el *iḍā-nāḍī* regula la bilis, disminuye el calor del cuerpo y mantiene la presión arterial equilibrada. El *piṅgalā-nāḍī* también regula la presión arterial y controla la temperatura de los riñones y del corazón.

Otros nombres que recibe el *iḍā-nāḍī* son *candra-nāḍī*, *lalanā-nāḍī*, *pitryaṇa*, *śaśi*, *candra-hāra* y *śītala*. El *piṅgalā-nāḍī* es también conocido como *surya-nāḍī*.

***Gāndhāri-nāḍī*:** Está bajo el control del *piṅgalā*. Fluye en el lado posterior izquierdo del *iḍā-nāḍī* y llega hasta el ojo izquierdo.

***Hasti-jihvā-nāḍī*:** Está bajo el control del *suṣumṇā*. Fluye en la parte lateral y posterior del *iḍā* y llega hasta el dedo gordo del pie. Provee energía vital a los nervios que rodean los ojos.

***Pūṣā-nāḍī* y *yaśasvinī-nāḍī*:** El *pūṣā* fluye por detrás del *piṅgalā* en dirección al ojo derecho. El *yaśasvinī-nāḍī* fluye a un costado del *piṅgalā*, entre el *pūṣā* y el *sarasvatī*. El *yaśasvinī-nāḍī* controla el fluir de la información en el oído derecho y el *pūṣā-nāḍī* hace lo mismo en el oído izquierdo. La información que captan los oídos se procesa por medio del cerebro bajo el control del *suṣumṇā-nāḍī.*

***Alambusā-nāḍī*:** Fluye desde el ano hasta la boca; está relacionado con el sentido del gusto.

***Kuhū-nāḍī*:** Funciona bajo el control del *iḍā*; fluye al lado del *suṣumṇā-nāḍī* y llega hasta la nariz. Se encuentra cerca de los órganos sexuales y está relacionado con la activación de estos.

***Śaṅkhinī-nāḍī*:** Se encuentra entre los *nāḍīs gāndhārī* y el *sarasvatī.* Fluye a un costado y por detrás del *iḍā-nāḍī* y se conecta al *mūlādhāra-cakra.* Está ubicado cerca de los riñones e influye en el funcionamiento renal y la orina.

Otros *nāḍīs* importantes:

***Sarasvatī-nāḍī*:** Se encuentra bajo el control del *vajra-nāḍī.* Fluye a un costado del *suṣumṇā-nāḍī* y termina en la boca.

***Payasvinī-nāḍī*:** Funciona bajo el control del *citriṇī-nāḍī.* Fluye entre los *nāḍīs pūṣā* y el *sarasvatī.* Este *nāḍī* finaliza al borde de la oreja derecha y está relacionado con la vesícula.

***Vāruṇī-nāḍī*:** Fluye entre el *yaśasvinī* y el *kuhū.* Algunas de sus funciones son mantener el equilibrio de las proporciones de agua en nuestro organismo y transportar los excrementos.

***Śūrya-nāḍī*:** Fluye desde el ombligo hasta el entrecejo.

***Viśvodarī-nāḍī*:** Fluye entre el *kuhū* y el *hasti-jihvā.* Está relacionado con el *maṇipūra-cakra* y con el sistema digestivo.

***Nāḍīs* faciales importantes:** *Cakṣu-bhedna, nasikā-bhedna, karṇa-bhedna, tamas, rajas, bṛkuṭi-dhyāna, amṛta-varṣa, divya, mukhar-bindu, tejasvinī, janma-mṛtyur-ganadhākṣa, karma-phala, dikpāla, matṛkā, mūrdha, cakṣu-karṇa, apaṅg, mānya, kṛ-kaṭika, śṛṅgāṭaka,* *nirama, antar-daha, sam-mukha, naraka-loka* y *svarga-loka.*

***Nāḍīs* importantes situados en los hombros, pecho y estómago:** *Madhyama-śayan, sthūla-kriyā, vāk-kriyā, ananta, oṁ-kāra, madhyama-vāca, uṣṭi-vitalā, prakṛti-puruṣa, pāpa-haraṇa, śipra-bhogī, karmaṇya, pañca-tatva, agni, bhūmi, āpa, ākāśa, vāyu, prāṇa, udāna, vyāna, samāna, apāna, aṅga, kṛ-kāra, kūrma, deva-dūta, dhanañjaya, mihira, rasna, deva-yāna, bhāskara, rudra-rūpa, brahma-randhra, mahā-patha, madhya-mārga, smaśāna, śāmbhavī, śakti-mārga, sūrya, agni-mārga, śasi-lalanā, pitṛ-yāna, candra-hāra, śītala, candra, śipra-gāndhārī, śipra-hasta-jihvā, muhūrartri-kuhu, pitṛ, mātṛ, bhairavī, viśāla, cāmuṇḍā* y *śirṣa.*

***Nāḍīs* secundarios en las palmas y las plantas de los pies:** *Madhyamā, agni-śūnyā, candra-śūnyā, dhyānā, muktā, vimuktā, śila-oṁ-kārā, śalinā, śiprā, svāhā, śīnā, mādhavī, urvākā, pāvanā, vaidehī, viplakṣā, vimohī, vācā, mukta-bhedā, vaikuṇṭha, rasā-tala, mahā-tala, apratiṣṭha* y *mahā-bhī.*

***Nāḍīs* secundarios en los pies:** *Mantrūḍha, dham-samudra, nava-vidyā, sūkṣma-deha, nābhī-sthāna, rakta-samudra, liṅga-sthāna, sāvitrī-candrāṇī* y *jānu-sthala.*

Lista de *nāḍīs* menores: *Āṁ, agni, agni-śūnya, agni-mārga, aḥ, ākāśa, alambusā, aṁ, amṛta, ananta, aṅga, antar-daha, apa, apāna, apaṅg, apratiṣṭha, Oṁ, baṁ, bhāskara, bhairavī, bhaṁ, bhūmi, brahma-randhra, bṛkuṭi-dhyāna, cakṣu-behdna, cakṣu-karṇa, caṁ, cāmuṇḍa, candra, candra-śūnya, candra-hāra, candrāṇī, chaṁ, citriṇī, daṁ, deva-datta, deva-yāna, dham, dhaṁ-samudra, dhanañjaya, dhyāna, divya, aiṁ, eṁ, eiṁ, phaṁ, gaṁ, gāndhāri, ghaṁ, haṁ, hasta-jihvā, iṁ, jaṁ, janma-mrityur-ganadhākṣya, jānu-sthala, jhaṁ, jihvā, kaṁ, karma-phalādi-kalpa, karmaṇya, karṇa-bhedna, khaṁ, kṛ-kaṭika, kṛ-kāra, kṣam, kuhu, kūrma, lalanā, laṁ, liṅga-sthāna, lrīṁ,* *lriṁ, mādhavī, madhyāna-śayana, madhyama-śūnya, madhyama-vaca, madhya-mārga, mahā-patha, mahā-tala, maṁ, mānyā, mātṛkā, mihira, mūrdha, muhuratri-kuhu, mukhar-bindu, mukta-bheda, muktā, nābhī-sthāna, naṁ, ṇaṁ, naraka-loka, nāsikā-bhedna, nava-vidyā, nir-mana, māyan, om-kāra, padavi, paṁ, pañca-tattva, pāpa-haraṇa, pāvana, payasvinī, piṅgala, pitṛ mātṛ, pitṛ-yāṇa, prakṛti-puruṣa, prāna, pūṣa, rajas, rākā, rakta-samudra, raṁ, rasā-tala, rasna, rīṁ, ṛṣi, rudra-rūpa, saṁ, sa-mana, śāmbhavī, sammukha, śankinī, sarasvatī, śaśi, saumyā, sāvitri, śakti-mārga, śālīna, śaṁ, śīna, śītla, śila, śipra-bhogi, śiprā, śipra-gāndhārī, śipra-hasta-jihvā, śīrṣa, smaśāna, śṛṅgāṭaka, sthūla, sūrya, sūkṣma-deha, suṣumṇa, svāhā, svarga-loka, ṭaṁ, ṭham, tamas, tejasvinī, taṁ, thaṁ, udāna, uṁ, urvāka, ūṁ, vaca, vaidehī, vaikuṇṭha, vajra, vāk-kriya, vaṁ, vāruṇī, vāyu, vimohī, vimukta, viplakṣa, viśāla, viśvodhra, vyāna, yaṁ, yāṁ* y *yaśasvinī.*

Todos los canales astrales están subordinados, de una u otra manera, al *suṣumṇā*, ya que la energía sube desde el *mūlādhāra-cakra* hasta la cueva del Brahman (*brahma-randhra*), situada en el interior del eje cerebroespinal. Leemos:

evaṁ dvāraṁ samāśritya
tiṣṭhante nāḍayaḥ kramāt
iḍā-piṅgalā-sauṣumnāḥ
prāṇa-mārge ca saṁsthitāḥ
satataṁ prāṇa-vāhinyaḥ
soma-sūryāgni-devatāḥ
prāṇāpāna-samānākhyā
vyānodānau ca vāyavaḥ

Así, estos *nāḍīs*, a saber, *iḍā*, *piṅgalā* y *suṣumṇā*, están muy cerca de la apertura de los senderos del *prāṇa*. Son manifestaciones de los dioses Soma (Luna), Sūrya

> (Sol) y Agni (fuego), respectivamente, y los *prāṇas* se mueven a través de ellos [los tres *nāḍīs*]. Los *vāyus* (que son transportados a través de los pasajes) son *prāṇa*, *apāna*, *samāna*, *vyāna* y *udāna*. (*Yoga-cūḍāmaṇi Upaniṣad*, 21-22).

Los sabios védicos de la antigüedad exploraron la influencia del fluir de la energía vital a través de los *nāḍīs* en la salud del ser humano. En un estado saludable, el *prāṇa* fluye libre y equilibradamente en nuestro organismo. Desde el punto de vista energético, la enfermedad es un bloqueo y una desarmonía pránica cuyo origen puede ser físico, mental o emocional.

Uno de los incontables propósitos de las posturas del *haṭha-yoga* es restablecer la circulación de la energía vital y desbloquear las obstrucciones energéticas en diferentes *nāḍīs* que pueden afectar a nuestra salud. Las *āsānas*, el *prāṇāyāma* y la relajación permiten tanto la expansión del *prāṇa* como su distribución armónica en todos los órganos de nuestro organismo y en todos los diferentes niveles.

Para realizar un estudio serio acerca de los *nāḍīs*, se recomiendan los siguientes libros acreditados sobre la materia: el *Jala-darśana Upaniṣad*, el *Yoga-cūḍāmaṇi Upaniṣad*, el *Yoga-śikha Upaniṣad*, el *Gorakṣāṣṭaka*, el *Siddha-siddhānta-paddhati*, el *Śāṇḍilya Upaniṣad* y el *Ṣaṭ-cakra-nirūpaṇa*. También los *upaniṣads* presentan diferentes explicaciones:

tā vā asyaitā hitā nāma nāḍyo yathā keśaḥ sahasradhā
bhinnas-tāvatā 'ṇimnā tiṣṭhanti śuklasya nīlasya piṅgalasya
haritasya lohitasya pūrṇā

En una persona hay nervios llamados *hita* que son tan finos como un cabello dividido en mil partes y están rellenos de líquidos color blanco, azul, marrón, verde y rojo. (*Bṛhad-āraṇyaka Upaniṣad*, 4.3.20).

atha yā etā hṛdayasya nāḍyastāḥ piṅgalasyānimnas-tiṣṭhanti
śuklasya nīlasya pītasya lohitasyety asau vā ādityaḥ piṅgala
eṣa śukla eṣa nīla eṣa pīta eṣa lohitaḥ

Ahora, [de] estas arterias (canales) que pertenecen al corazón surgen las más finas esencias, que son de color marrón-rojizo, blanco, azul, amarillo y rojo. El Sol es marrón-rojizo, blanco, azul, amarillo y rojo. (*Chāndogya Upaniṣad*, 8.6.1).

tad yathā mahā-pathātata ubhau grāmau gacchatīmaṁ cāmuṁ
caivam evaitādityasya raśmaya ubhau lokau gacchantīmaṁ cāmuṁ
cāmuṣmād ādityāt pratāyante tāsu nāḍīṣu sṛptā
ābhyo nāḍībhyaḥ pratāyante te 'muṣminn āditye sṛptāḥ

Así como una larga y extensa carretera pasa entre dos aldeas, los rayos del Sol van a ambos mundos (*iḍā* y *piṅgalā*) tanto a este como al otro (*suṣumṇā*). Los rayos se extienden desde el Sol y entran en estos canales. Se extienden desde estos canales y se infiltran en el sol. (*Chāndogya Upaniṣad*, 8.6.2).

tad yatraitat suptaḥ samastaḥ samprasannaḥ svapnaṁ na vijānāty āsu
tadā nāḍīṣu sṛpto bhavati taṁ na kaścana pāpmā spṛśati
tejasā hi tadā sampanno bhavati

Y cuando uno está en completo reposo en el absolvedor pensamiento de Brahman, se vuelve calmo y sereno, de tal manera que no tiene sueños, entonces entra en [el *ākāśa* del corazón por medio de] estas arterias. Entonces, ningún mal le toca, ya que ha obtenido la iluminación divina. (*Chāndogya Upaniṣad*, 8.6.3).

atha yatraitad abalimānaṁ
nīto bhavati tam abhitāsīnā
āhur jānāsi māṁ jānāsi mām iti
sa yāvad asmāc charīrād
anutkrānto bhavati tāvaj jānāti

Ahora, cuando uno está gravemente enfermo, los familiares que se sientan alrededor dicen: «¿Me reconoces?, ¿me reconoces?». Él los reconoce mientras no ha abandonado el cuerpo. (*Chāndogya Upaniṣad*, 8.6.4).

atha yatraitad asmāc charīrād utkrāmaty athaitair eva
raśmibhir ūrdhvam ākramate sa oṁ iti vāhod vā mīyate sa
yāvat kṣipyen manas tāvad ādityaṁ gacchaty etad vai khalu
loka-dvāraṁ viduṣāṁ prapadanaṁ nirodho viduṣām

Pero cuando la persona abandona el cuerpo, se eleva por medio de estos mismos rayos; si es sabio, se elevará meditando en *Oṁ*. En la medida en que trasciende la mente, llega al sol. En realidad, esa es la puerta al mundo de Brahman que permanece abierta para los sabios y cerrada para los ignorantes. (*Chāndogya Upaniṣad*, 8.6.5).

tad eṣa ślokaḥ
śataṁ caikā ca hṛdayasya nāḍyas tāsāṁ
mūrdhānam abhiniḥsṛtaikā tayordhvam āyann amṛtatvam eti
viṣvaṅṅ anyā utkramaṇe bhavanty ukramaṇe bhavanti

Para confirmar esto existe un verso: las arterias del corazón son ciento una; una de ellas se dirige hasta la coronilla. Ascendiendo por ella, uno alcanza la inmortalidad; el resto de las arterias están dirigidas en otras variadas direcciones. (*Chāndogya Upaniṣad*, 8.6.6).

LA DIFERENCIA ENTRE LA *KUṆḌALINĪ-ŚAKTI* Y LA *PRĀṆA-ŚAKTI*

Así como el agua es la esencia común del vapor y el hielo, Brahman es el origen tanto de la *kuṇḍalinī* como del *prāṇa*; ambos son aspectos de la misma energía femenina creadora que se origina en Brahman. Esta *śakti* se denomina *kuṇḍalinī* cuando desciende y cruza los abstractos límites del plano causal (*kāraṇa-loka*); recibe el nombre de *prāṇa* cuando llega al plano astral (*bhuvar-loka*).

Kuṇḍalinī-śakti es más elevada que la *prāṇa-śakti* porque está relacionada con el *ānanda-maya-kośa* (envoltura de dicha) que es más sutil; cuando la *kuṇḍalinī-śakti* se acerca al *vijñāna-maya-kośa* (envoltura intelectual), se expresa en su aspecto astral, que es la *prāṇa-śakti*. La manifestación de la *prāṇa-śakti* se percibe en el *anna-maya-kośa* (envoltura de alimento o cuerpo físico). El *prāṇā* es la *śakti* en su aspecto evolutivo: desde la unidad hacia la pluralidad. Por su parte, la *kuṇḍalinī* es la *śakti* en su aspecto involutivo: desde la multiplicidad hacia la unidad. La *kuṇḍalinī* se encuentra enroscada en el *mūlādhāra-cakra* y, al despertar, como una aguja atraída por un poderoso imán, solo busca la reunión con su fuente. En todo fenómeno de carácter pránico, dominará el primer centro energético (*mūlādhāra-cakra*) que es el más bajo de todos y corresponde al elemento tierra; mientras que en todo acontecimiento relacionado con la *kuṇḍalinī*, predominará el centro más elevado (*sahasrāra-cakra*).

El *prāṇa* desciende a través del *suṣumṇā-nāḍī* en proporción similar a nuestra formación como entes egoicos. El proceso comienza en el *sahasrāra-cakra* y va bajando durante nuestro desarrollo como seres humanos, hasta culminar en el *mūlādhāra*. Desde la gestación en el vientre de nuestra madre, y luego como bebés, niños, adultos, etcétera, la energía pránica va bajando en la medida en que nos olvidamos de la esencia de lo que somos. Asimismo, en el proceso inverso o involutivo, la *kuṇḍalinī-śakti* asciende conforme vamos despertando a la realidad.

Un despertar de la *kuṇḍalinī-śakti* generalmente irá precedido por un despertar a nivel pránico. De acuerdo con mi propia experiencia, la activación del *prāṇā* es un requisito fundamental e indispensable para el despertar de la *kuṇḍalinī*. Por lo tanto, en la práctica de *kuṇḍalinī-yoga* es recomendable empezar con *prāṇāyama*. Muchos de los ejercicios y prácticas de *prāṇāyama* se llevan a cabo en el cuerpo físico (*anna-maya-kośa*), aunque influyen sobre el cuerpo astral (*liṅga-śarīra* o *sūkṣma-śarīra*). Sin embargo, el despertar de la *kuṇḍalinī* es un fenómeno que comienza en los planos más elevados del cuerpo causal (*kāraṇa-śarīra*) hacia la envoltura de dicha (*ānanda-maya-kośa*).

Podemos ver una gran diferencia entre una ascensión pránica (*prāṇotthāna*) y el despertar de la *kuṇḍalinī*. El *prāṇa* se eleva en el plano astral desde el *mūlādhāra-cakra* a través del *piṅgalā-nāḍī* hasta alcanzar el cerebro, y finalmente se dispersa. El despertar de la *kuṇḍalinī* también comienza en el *mūlādhāra-cakra* pero a nivel causal, y su ascensión ocurre a través del *suṣumṇā-nāḍī* hasta alcanzar el *sahasrāra-cakra*. Mientras que todo despertar pránico ocurre a nivel astral y produce una sensación de placer, el ascenso de la *kuṇḍalinī* es una experiencia muchísimo más poderosa, ya que ocurre a partir del *kāraṇa-śarīra* hacia el *ānanda-maya-kośa*.

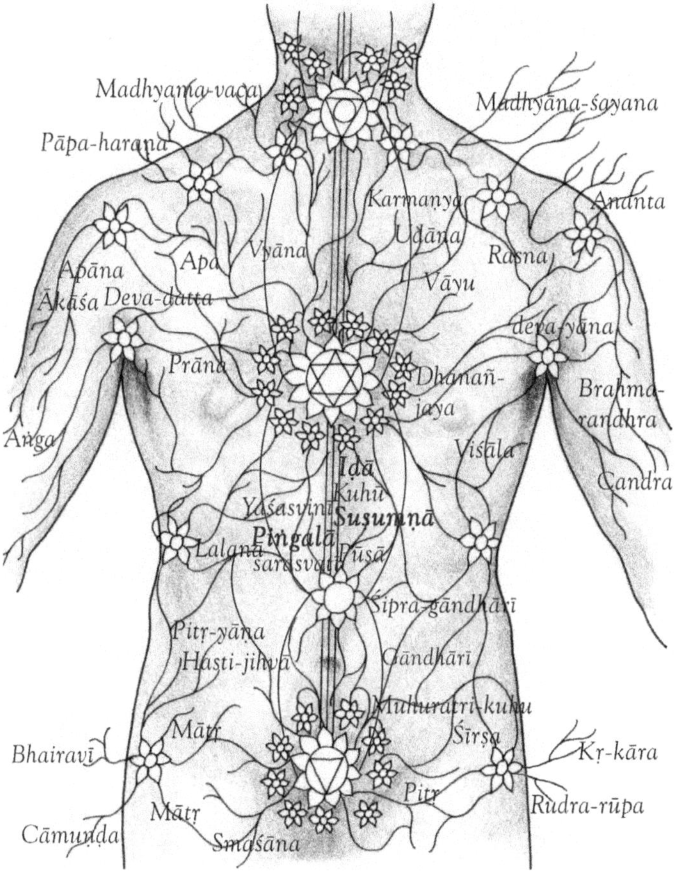

Los *nāḍīs* del cuerpo

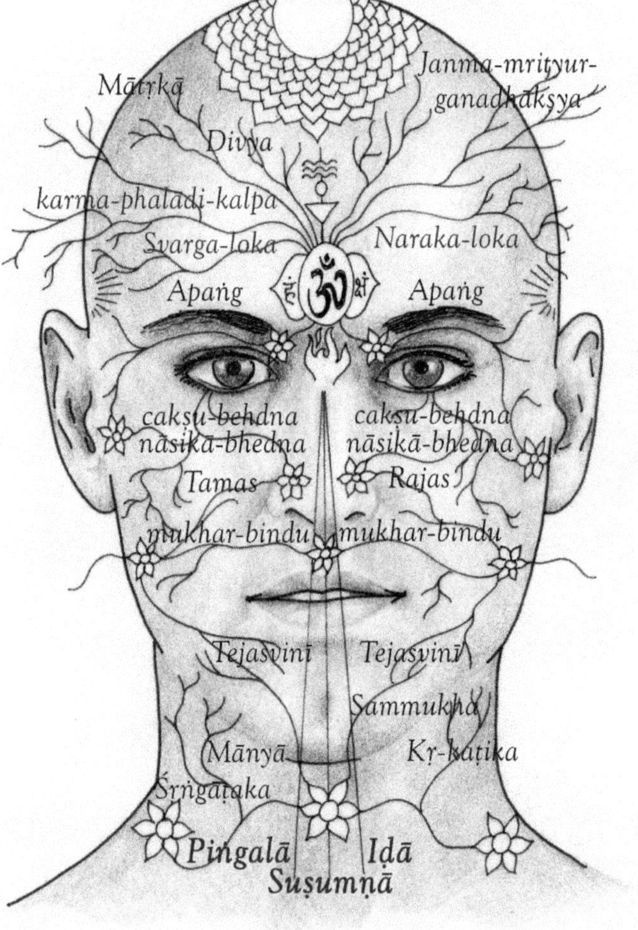

Los *nāḍīs* de la cara

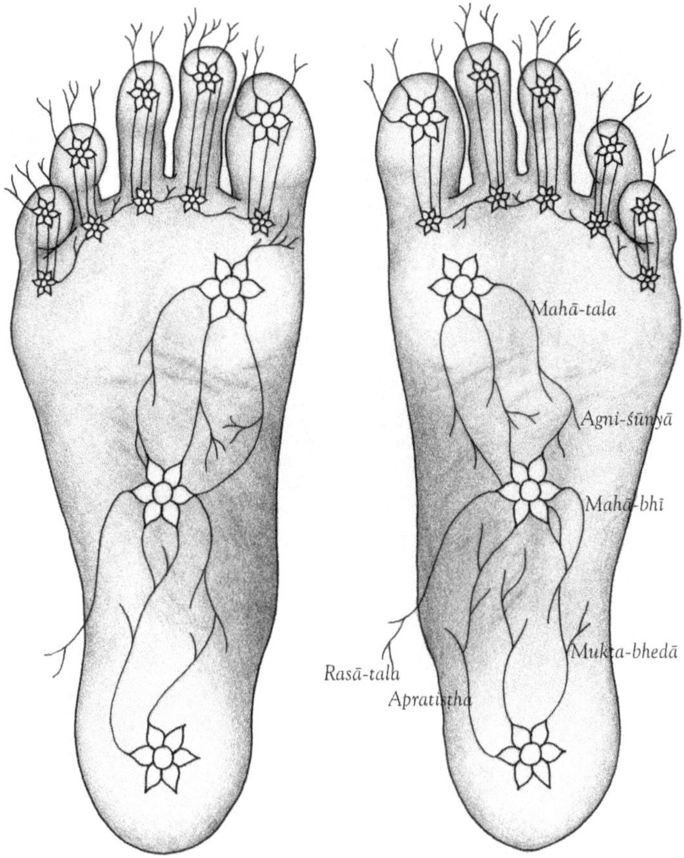

Los *nāḍīs* de los pies

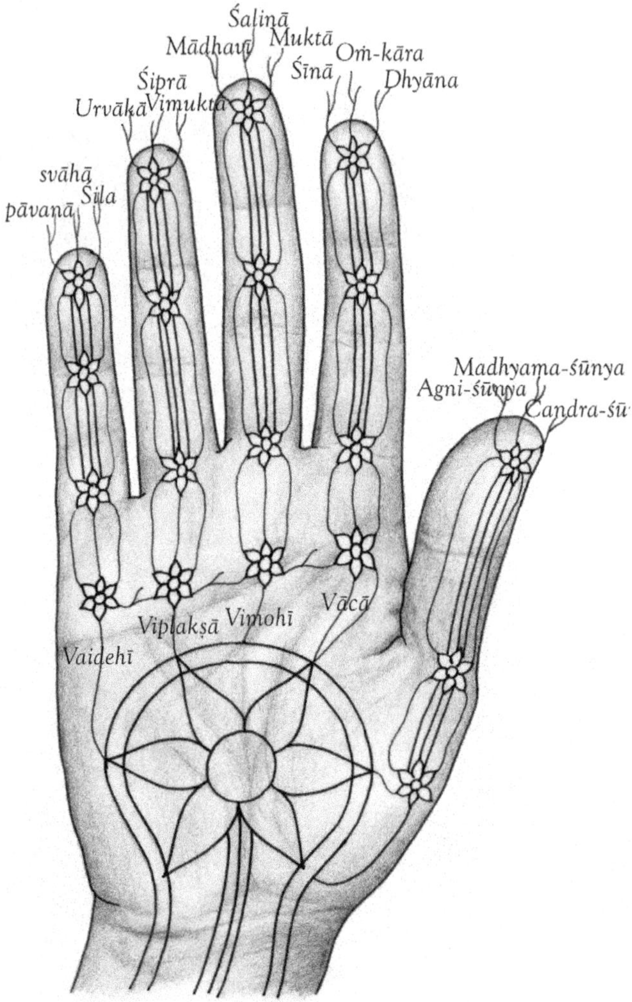

Los *nāḍīs* de las manos

CAPÍTULO 2

CHAKRAS, *MARMAS* Y *GRANTHIS*

Para comprender el proceso al cual se refiere el *kuṇḍalinī-yoga*, será imprescindible adquirir al menos un conocimiento básico acerca de los chakras, *marmas* y *granthis*.

LOS CHAKRAS O 'CENTROS ENERGÉTICOS'

catur-dalaṁ syād ādhāraṁ
svādhiṣṭhānaṁ ca ṣaḍ-dalam

nābhau daśa-dalaṁ padmaṁ
hṛdaye dvādaśārakam
ṣoḍaśāraṁ viśuddhākhyaṁ
bhrū-madhye dvi-dalaṁ tathā

sahasra-dala-saṅkhyātaṁ
brahma-randhre mahā-pathi

Se ha dicho que [de los seis centros psíquicos] el *mūlādhāra*, la base central, posee cuatro pétalos. *Svādhiṣṭhāna*, el centro de uno mismo, tiene seis pétalos. *Maṇipūra*, el centro del ombligo, cuenta con diez pétalos. *Anāhata*, el centro del corazón, tiene doce pétalos. *Viśuddha*, el centro de purificación, cuenta con dieciséis pétalos, y *bhrū-madhya*, el centro del entrecejo, posee dos pétalos. En el gran sendero del *brahma-randhra* (la apertura de la coronilla) se encuentra el loto de los mil pétalos (*sahasrāra-cakra*). (*Yoga-cūḍāmaṇi Upaniṣad*, 4b-6a).

El significado de la palabra sánscrita *cakra* es 'rueda' o 'disco', lo cual sugiere un movimiento circular. Los chakras giran en el sentido de las agujas del reloj. Estos son vórtices metafísicos giratorios transformadores de energía tanto desde el cuerpo astral, o *liṅga-śarīra*, como hacia él. El funcionamiento de un chakra es normal si gira en el sentido de las agujas del reloj a la velocidad adecuada para metabolizar la energía vital requerida desde el infinito océano de *prāṇa*. Los chakras consisten en un sistema de centros de actividad energética destinados a recibir, asimilar y transmitir energías vitales, en los cuales el *prāṇa* organiza su fluir. Estos constituyen la conexión entre dos mundos o realidades, la física y la astral.

El cuerpo astral cuenta con 88 000 chakras. La mayoría son diminutos y su importancia dentro de nuestro sistema energético es mínima. Los centros energéticos más importantes son cuarenta y cinco; entre ellos, los de mayor relevancia se remiten a siete. Estos son el *mūlādhāra*, el *svādhiṣṭhāna*, el *maṇipūra*, el *anāhata*, el *viśuddha*, el *ājñā* y el *sahasrāra*. Se encuentran ubicados a lo largo del *suṣumṇā-nāḍī*. El *Atharva Veda* señala:

aṣṭā-cakrā nava-dvārā
devānāṁ pūrayodhyā
tasyāṁ hiraṇyayaḥ kośaḥ
svargo jyotiṣāvṛtaḥ

El alma reside en la tierra de ocho chakras y las nueve puertas conocidas como la tierra luminosa de los Señores. (*Atharva Veda*, 10.2.39).

Conocer las propiedades y el simbolismo esotérico de los chakras nos permite centrar nuestra atención en ellos. Esta información nos ayuda a conocer en profundidad la naturaleza esencial de cada centro. Los chakras no pueden verse con nuestros ojos físicos; sin embargo, podemos percibir con nuestros sentidos sus correspondientes centros en el cuerpo denso, que se encuentran a lo largo de la médula espinal y en los plexos nerviosos.

Cada centro energético corresponde a un nivel dentro del proceso cósmico de la creación y, por lo tanto, está relacionado con cierto elemento que le otorga determinadas características y cualidades. La realidad material relativa de nombres y formas está compuesta de cinco elementos básicos denominados en sánscrito *pañca-mahā-bhūta* o *pañca-mahā-tattva*. Estos constituyen los estados básicos de la materia: el éter (*ākāśa*), el aire (*vāyu*), el fuego (*tejas*), el agua (*āpas*) y la tierra (*pṛthivī*). Obviamente, no debemos comprender estos elementos como un mero puñado de tierra, un vaso de agua o la llama de una vela, sino en un sentido más amplio que incluye sus cualidades inherentes. Por ejemplo, la pesadez y solidez de la tierra, la fluidez del agua, la luz y el poder transformador del fuego, la ligereza del aire, etcétera.

Los chakras constituyen una representación microcósmica de la creación. Antes de la manifestación cósmica, solo existe la totalidad unificada. La primera expresión de esta conciencia no expresada es la vibración del sonido universal *Oṁ*. Desde este sonido primordial, se manifiesta el éter. Cuando se establece la actividad en el éter, se forma el aire. Debido a la fricción causada por esta actividad, se produce el fuego. Luego, la licuación del fuego lleva a la manifestación del agua y, finalmente, del agua solidificada, proviene la tierra.

Cada chakra se representa con un *yantra* (diagrama geométrico). La vibración del chakra se indica con una letra sánscrita, o *bījākṣara*, en el centro del diagrama. Una flor de loto con diferente cantidad de pétalos simboliza el número de *nāḍīs* que se cruzan en el chakra. En cada pétalo, encontramos las letras sánscritas que representan la vibración específica de cada *nāḍī*. Estas flores están abiertas o cerradas según la situación particular de la persona.

Además, cada chakra está relacionado con un determinado animal, el cual simboliza el movimiento del *prāṇa* en el centro en cuestión. Asimismo, cada centro corresponde a un determinado plano de conciencia; existen diferentes dimensiones de existencia y formas de vida. De acuerdo con las sagradas escrituras védicas, debajo del plano terrenal existen siete *talas*, o 'mundos inferiores', y seis *lokas*, o 'mundos', por encima de este, los cuales corresponden a diferentes niveles de conciencia. Cada *loka* posee su contraparte o *tala*, similar a los dos polos eléctricos. Según el *Mahā-bhāgavata Purāṇa*, estos son los planos comenzando con el más elevado:

7. *Satya-loka*
6. *Tapo-loka*
5. *Jana-loka*
4. *Mahar-loka*
3. *Svar(ga)-loka*
2. *Bhuvar-loka*
1. *Bhū(r)-loka* - Plano terrenal

----

1. *Atala*
2. *Vitala*
3. *Sutala*
4. *Talā-tala*
5. *Mahā-tala*
6. *Rasā-tala*
7. *Pātāla*

Los chakras están vinculados a los ganglios nerviosos y las glándulas de secreción interna del sistema endócrino. Además, los centros energéticos poseen una gran influencia sobre los sistemas de nuestro organismo, como el digestivo, el nervioso, el circulatorio y el respiratorio.

Las *āsanas*, o 'posturas del *haṭha-yoga*', influyen directamente en el funcionamiento de los chakras. Ciertas *āsana*s trabajan en especial en el movimiento pránico de determinados centros. Por lo tanto, el orden en que se practican es de gran importancia. Los chakras afectan no solo al aspecto físico, sino también al psicológico, sexual y emocional, así como a nuestra capacidad de comunicación.

Las técnicas y prácticas del *kuṇḍalinī-yoga* requieren enfocar nuestra atención en el centro de estímulo de cada chakra. Sin embargo, a la mayoría de los principiantes les resulta difícil percibir en tales puntos interiores. Para muchos es más fácil concentrarse en los *kṣetras*, que son las ubicaciones correspondientes a cada chakra en la parte frontal externa del cuerpo. Los *kṣetras* no son los puntos originales de estímulo de los chakras, sino sus reflejos. La concentración en un determinado *kṣetra* crea una sensación estimulante que alcanza el chakra en cuestión. A excepción del *mūlādhāra-cakra* que carece de *kṣetra*, el resto de los chakras poseen su respectivos *kṣetras*: el *svādhiṣṭhāna-kṣetra* se encuentra a la altura del hueso púbico; el *maṇipūra-kṣetra* yace a la altura del ombligo; el *anāhata-kṣetra* está a la altura del corazón; el *viśuddha-kṣetra* lo encontramos a la altura de la garganta; el *ājñā-kṣetra*, a la altura del entrecejo, y el *sahasrāra-kṣetra*, en la coronilla.

En cuanto a las características de los centros, las diferentes versiones de las escrituras y los distintos maestros pueden diferir entre sí. Por lo tanto, he optado por ser fiel a dos fuentes: la primera es la opinión de mi propio maestro espiritual eterno, Su Divina Gracia Śrī Śrī Bābā Brahmānanda Mahārāja, y la segunda mi propia experiencia, pero solo cuando esta coincide con las enseñanzas de mi amado Guru Mahārāja.

Los *marmas* o 'puntos vitales'

Marmas son los 107 puntos vitales donde se cruzan los *nāḍīs*. Se trata de vórtices práṇicos con grandes valores vitales, siendo 57 los más significativos. El daño en un *marma* puede ser fatal, porque son puntos vitales de gran sensibilidad que pueden cortar un *nāḍī* y, por ende, suprimir el fluir de la energía vital. La medicina ayurvédica trata diversas enfermedades aplicando masaje, presión o calor sobre el *marma* relacionado con el órgano afectado. Las *āsanas* del *haṭha-yoga* brindan un tremendo beneficio porque estiran los *marmas*. El tema de los *marmas* se explica con detenimiento en el *Suśruta Saṁhitā*.

A continuación, enumeraremos los principales *marmas*:

***Marmas* ubicados en la cabeza:**

1. *Adhipati*: Se encuentra en la coronilla. En este *marma*, se tratan la pérdida de la memoria, los dolores de cabeza y la debilidad.
2. *Sīmanta*: Se encuentra en la sutura craneal. Este *marma* está relacionado con la circulación sanguínea en la cabeza, y en este se tratan la cefalea, la epilepsia, las convulsiones y la amnesia.
3. *Ājñā*: Se encuentra en el entrecejo. En este *marma*, se tratan la pérdida del olfato, el catarro y los problemas en la hipófisis.
4. *Āvarta*: Se encuentra por encima y al final de las cejas. Este *marma* influye en la postura de nuestro cuerpo y es donde se tratan la cefalea y la sinusitis.
5. *Śaṅkha*: Se encuentra en las sienes, entre las cejas y las orejas. En este *marma*, se tratan los problemas de colon, los dolores de cabeza, la amnesia y los mareos.
6. *Utkṣepa*: Se encuentra por encima del *śaṅkha*. Se relaciona directamente con el colon.
7. *Vidhura*: Se encuentra por debajo de las orejas. En este *marma*, se estimula el oído.
8. *Phaṇa*: Se encuentra a los costados de la nariz. En este *marma*, se tratan los estados gripales y el estrés.
9. *Śṛṅgātaka*: Se encuentra en el paladar, bajo la nariz y en el mentón. En este *marma*, se estimula el sistema nervioso para aliviar los dolores de cabeza y los mareos.

***Marmas* ubicados en el cuello:**

1. *Mantha*: Se encuentra en un costado del cuello. En este *marma*, se tratan las dificultades de expresión y la parálisis.
2. *Mānya*: Se encuentra en un costado de la garganta. En este *marma*, se tratan los problemas de tiroides porque está relacionado con la regulación del ritmo de todo el organismo.
3. *Śira-mātṛkā*: Se encuentra sobre la garganta. Este *marma* está relacionado con la circulación sanguínea en la cabeza.
4. *Nīla*: Se encuentra en la garganta. Este *marma* influye en la regulación del ritmo del organismo.
5. *Kriya-kārika*: Se encuentra en la base del cuello. En este *marma*, se puede aliviar el estrés.

***Marmas* ubicados en la espalda:**

1. *Aṁśa*: Se encuentra sobre el omoplato, entre el trapecio y la clavícula. En este *marma*, se estimula el *viśuddha-cakra*.
2. *Aṁśa-phalaka*: Se encuentra en el omoplato. En este *marma*, se alivia el dolor en los hombros y se estimula el *anāhata-cakra*.
3. *Pārśva-sandhi*: Se encuentra sobre *nitamba-marma*. Este *marma* regula la circulación sanguínea.
4. *Nitamba*: Se encuentra sobre las nalgas y estimula la producción de glóbulos rojos.
5. *Kukundara*: Se encuentra en un costado del coxis. En este *marma*, se alivian los problemas en los órganos reproductivos y se estimula el *svādhiṣṭhāna-cakra*.
6. *Kaṭika-taruṇa*: Se encuentra sobre el glúteo. En este *marma*, se estimulan los tejidos grasos y se alivia el dolor y el agarrotamiento muscular en las piernas.

***Marmas* ubicados en el tórax:**

1. *Āpasthambha*: Se encuentra bajo la clavícula. En este *marma*, se estimulan tanto el sistema simpático como el parasimpático. Aquí también se tratan el asma y las dificultades respiratorias.
2. *Apalāpa*: Se encuentra en medio de la axila. En este *marma*, se trata la inflamación de los senos.
3. *Atanārohita*: Se encuentra por encima del seno. En este *marma*, se tratan los problemas de los senos obstruidos o inflamados.
4. *Hṛdaya*: Se encuentra en el centro del tórax, en el plexo solar. En este *marma*, se tratan las enfermedades cardíacas.

***Marmas* ubicados en el abdomen:**

1. *Nābhi*: Se encuentra alrededor del ombligo. En este *marma*, se estimula el intestino y se tratan el estreñimiento, las diarreas y las indigestiones.
2. *Vasti*: Se encuentra en el pubis. En este *marma*, se estimula *kapha* y se tratan los problemas de próstata y de los órganos reproductivos.
3. *Guda*: Se encuentra en el perineo. En este *marma*, se tratan las hemorroides y el estreñimiento.

***Marmas* ubicados en las extremidades inferiores:**

1. *Tala-hṛdaya*: Se encuentra en el centro del arco del pie. Este *marma* estimula los pulmones. Las dificultades en la circulación sanguínea en los pies y las manos se tratan aquí.
2. *Kūrca*: Se encuentra sobre el empeine. Este *marma* influye en la vista, y en este se tratan asimismo los dolores de los pies.

3. *Kṣipra*: Se encuentra en la parte superior del pie, en el surco que se produce entre el dedo gordo y el segundo dedo. Este *marma* se relaciona con el corazón.
4. *Gulpha*: Se encuentra debajo del tobillo. En este *marma*, se tratan el nerviosismo y el estrés.
5. *Kūrca-śira*: Se encuentra debajo del tobillo. En este *marma*, se controlan los espasmos musculares.
6. *Indra-vasti*: Se encuentra en los gemelos. En este *marma*, se tratan los problemas digestivos.
7. *Jānu*: Se encuentra detrás de las rodillas. Este *marma* está relacionado con el hígado.
8. *Ani*: Se encuentra sobre las articulaciones de las rodillas. Este *marma* está relacionado con el agarrotamiento muscular.
9. *Urvi*: Se encuentra en mitad del muslo. En este *marma*, se tratan la tensión muscular y los trastornos circulatorios.
10. *Viṭapa*: Se encuentra debajo de la ingle. Este *marma* está relacionado con la tensión muscular abdominal y las hernias.
11. *Lohitākṣa*: Se encuentra en el centro de la ingle. En este *marma*, se tratan los problemas circulatorios de las piernas.

***Marmas* ubicados en las extremidades superiores:**

1. *Tala-hṛdaya*: Se encuentra en el centro de la palma. Este *marma* está asociado con el estímulo pulmonar.
2. *Kṣipra*: Se encuentra entre el dedo índice y el pulgar. Este *marma* está asociado con el estímulo cardíaco.
3. *Kūrca-śira*: Se encuentra en la parte baja de la muñeca. Este *marma* está asociado con el control de los espasmos musculares.

4. *Maṇi-bandha*: Se encuentra alrededor de las muñecas. En este *marma*, se tratan los problemas de tensión y estrés.
5. *Indra-vasti*: Se encuentra en medio del brazo. En este *marma*, se tratan los problemas intestinales y digestivos.
6. *Kūrpāra*: Se encuentra en el codo. Este *marma* está relacionado con el hígado.
7. *Ani*: Se encuentra en la articulación del codo. En este *marma*, se tratan los problemas de tensión y el agarrotamiento muscular.
8. *Urvi*: Se encuentra en medio del antebrazo. En este *marma*, se tratan los problemas de tensión muscular y de circulación sanguínea.
9. *Lohitākṣa*: Se encuentra en medio de la axila. Este *marma* está relacionado con la circulación en las extremidades inferiores.

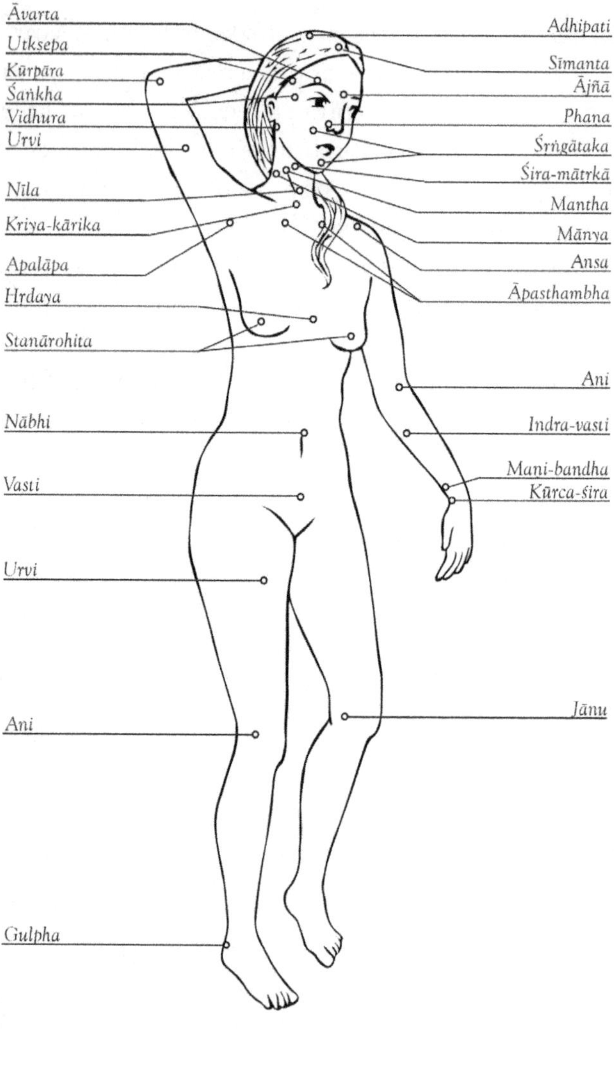
Āvarta
Utkṣepa
Kūrpāra
Śaṅkha
Vidhura
Urvi
Nīla
Kriya-kārika
Apalāpa
Hṛdaya
Stanārohita
Nābhi
Vasti
Urvi
Ani
Gulpha
Adhipati
Sīmanta
Ājñā
Phaṇa
Śṛṅgātaka
Śira-mātṛkā
Mantha
Mānya
Ansa
Āpasthambha
Ani
Indra-vasti
Maṇi-bandha
Kūrca-śira
Jānu

Los *marmas* frontales

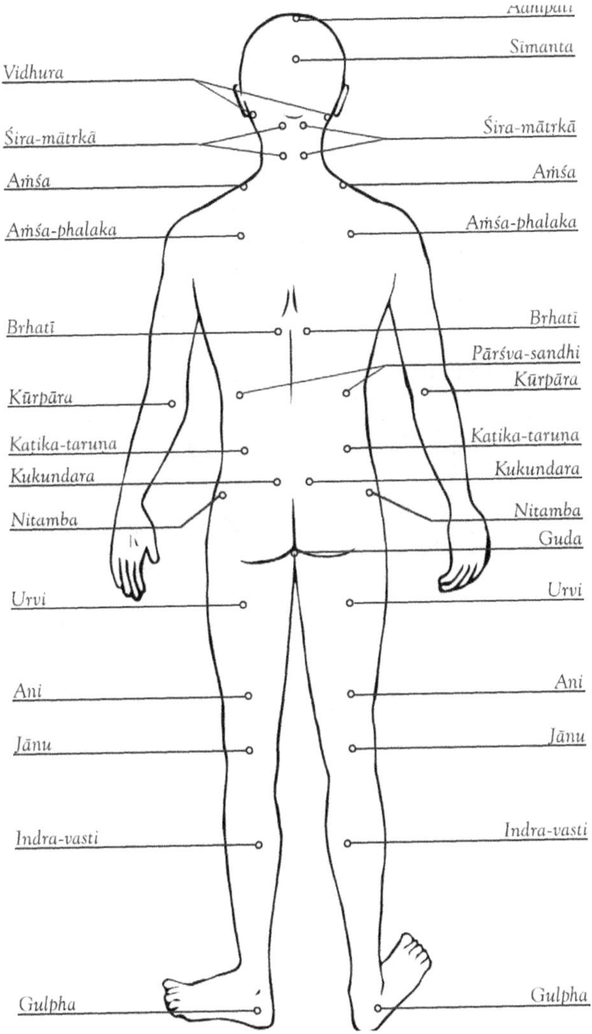

Los *marmas* traseros

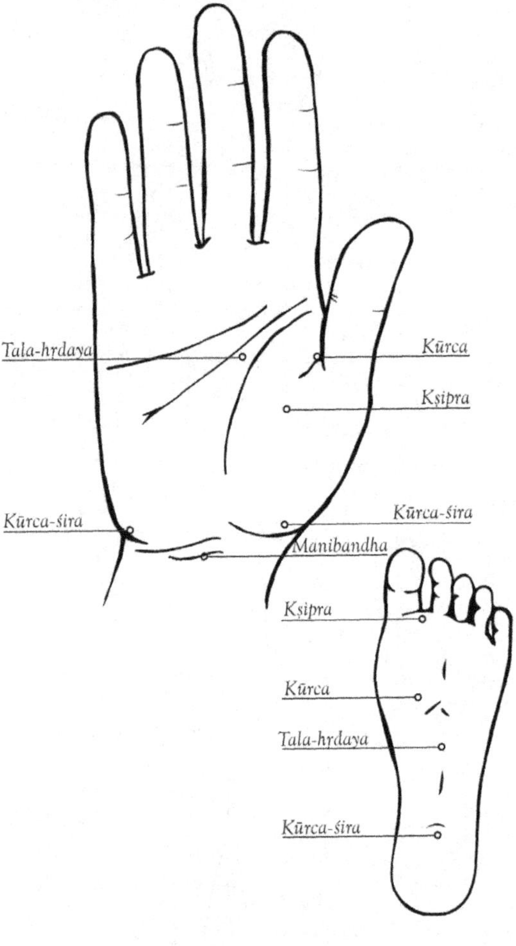

Los *marmas* de las manos y los pies

Los *granthis* o 'nudos'

La palabra sánscrita *granthi* significa 'nudo' y simboliza nuestras ataduras terrenales. Los *granthis* consisten en válvulas cuya función principal es evitar la prematura elevación de la *kuṇḍalinī*. Nos protegen de una ascensión de la energía serpentina en nuestra niñez espiritual; sin trascender estas válvulas energéticas, es imposible que se eleve el fuego divino.

Hay quienes buscan adquirir poderes místicos, otros desean determinadas experiencias espirituales. Pocos comprenden que todo fenómeno espiritual está íntimamente ligado a cambios en la conciencia y que estos son solo síntomas del desarrollo interno. De la misma manera, la apertura de los *granthis* es una señal de evolución espiritual y está directamente relacionada con la renuncia y la entrega. Los tres *granthis* principales se denominan Brahmā, Viṣṇu y Śiva.

El *brahma-granthi*: Se encuentra en el *mūlādhāra-cakra*, y corresponde a las cualidades tamásicas de la ignorancia y la pereza. Se apoya en varios *granthis* menores, a saber: *bhairavī*, *viśālā*, *cāmundā* y *śīrṣā*, los cuales se mantendrán cerrados mientras permanezcamos sumidos en la ilusión. Este *granthi* está íntimamente relacionado con nuestros apegos terrenales o mundanos y está conectado con el placer de los sentidos, el egoísmo y nuestro afán por almacenar, acumular y acaparar. Si no hemos trascendido los obstáculos mencionados, el *brahma-granthi* permanecerá cerrado. Es necesario que el aspirante desarrolle sabiduría, devoción y confianza en su maestro espiritual. Solo el *sādhaka* entusiasta y determinado logrará elevarse por encima de las tentaciones mundanas de *māyā*, o 'la ilusión'.

El *viṣṇu-granthi*: Se encuentra en el área pectoral y obstruye la elevación del poder serpentino al *anāhata-cakra*. Corresponde a las cualidades relacionadas con la modalidad de la pasión (*raja-guṇa*). Se apoya sobre cuatro *granthis* menores: *śyāmala*, *kṛṣṇa*, *nīlāñjana* y *ṣaṇ-mukha*. Se relaciona con los apegos de carácter sentimental a personas queridas. Los obstáculos para trascender el *viṣṇu-granthi* son emocionales. La apertura de esta válvula es más dificultosa porque es más sencillo renunciar al apego al dinero, a un automóvil o a una casa, que renunciar a nuestros afectos. Para ir más allá de este nudo, se recomienda incluir el *bhakti-yoga* en nuestra *sādhana*.

El *śiva-granthi* o *rudra-granthi*: Se encuentra en el *ājñā-cakra*. Se relaciona con la modalidad de la bondad (*sattva-guṇa*). Este *granthi* se apoya sobre seis *granthis* menores: *raudra*, *mukti*, *sānāthya*, *kāpāli*, *kāla-cūḍas* y *kula-śrava*. Permanece cerrado mientras se ambicionan experiencias o poderes místicos y se desea alcanzar la iluminación. Mientras se mantengan esas metas, por muy espirituales que parezcan, este nudo se mantendrá cerrado. Uno de los mayores obstáculos para trascender esta válvula es percibirnos a nosotros mismos como «algo» o «alguien» con una existencia independiente del Todo. El mayor impedimento es la errada concepción que poseemos acerca de nosotros mismos como personalidades separadas de la totalidad. Esta idea, creencia o concepción es lo que somos; por lo tanto, la búsqueda de soluciones externas solo pone al descubierto nuestra ignorancia acerca de nosotros mismos como problema. Mientras esta idea de «yo» esté presente, es imposible trascender el *śiva-granthi*.

La energía serpentina alcanzará los centros más elevados cuando estos nudos hayan sido trascendidos. Los *granthis* son válvulas que al abrirse permiten el paso de la *kuṇḍalinī-śakti*.

El funcionamiento de estas válvulas es esencial para preservar nuestro progreso porque, cuando se cierran en sentido contrario, previenen su retroceso. La *sādhana* recomendada por el maestro está destinada a prepararnos como instrumento, en todos los sentidos, para ser receptáculos apropiados de la Verdad. Esta práctica posee una elevadísima intensidad energética. La experiencia de la Verdad requiere un instrumento preparado con la suficiente resistencia como para ser recipiente de semejante intensidad sin desintegrarse.

Capítulo 3

Las 36 *tattvas* o 'categorías de existencia'

De acuerdo con el shaivismo de Cachemira, Dios no es el creador externo del universo, sino que él se transforma a sí mismo en la creación. La manifestación del universo es un movimiento de materialización del espíritu. Con la elevación de la *kuṇḍalinī*, la dirección se invierte y comienza la espiritualización de la materia. Las *tattvas*, o 'categorías o principios de existencia', corresponden a los diferentes estados que la conciencia adopta en el proceso de objetivación hasta expresarse como el universo material. En la dirección opuesta, las *tattvas* son los pasos que recorre la conciencia al retornar a su estado original. Es esencial comprender las 36 *tattvas* para captar el auténtico significado del despertar, el ascenso y el descenso de la *kuṇḍalinī-śakti*.

Aunque la temprana escuela *sāṅkhya* ya se había ocupado de este tema, solo postuló las 25 *tattvas* impuras. Sin duda, el shaivismo de Cachemira es el sendero del hinduismo que ha indagado y explicado con mayor lucidez la complejidad de las *tattvas* al agregar cinco *tattvas* puras y seis *tattvas* puras-impuras.

La realidad es solo conciencia. La conciencia no crea un universo separado, sino que ella misma se vuelve objetiva.

Aunque al vibrar en múltiples frecuencias la conciencia se manifiesta como una diversidad de categorías, estas no se diferencian de manera substancial. Así, el proceso evolutivo va desde lo sutil a lo denso, desde la unidad hacia la multiplicidad. Cuando la *kuṇḍalinī* se eleva, la conciencia involuciona y se reabsorbe en sí misma. Su dirección se invierte desde la solidez hacia la sutileza.

El ser humano es un universo en miniatura o microcosmos: los procesos que se producen en el individuo son los mismos que suceden a nivel macrocósmico, tal como lo señala este verso:

citi saṅkocātmā cetano 'pi saṅkucita viśva-mayaḥ

> Incluso el individuo, cuya naturaleza es conciencia en un estado contraído, encarna el universo en una forma contraída. (*Pratyabhijñā-hṛdayam*, 4).

En nuestro estado corporificado, somos contracciones del universo. El descenso de la *kuṇḍalinī-śakti* corresponde al proceso universal de manifestación en el plano individual. Con el ascenso de la *kuṇḍalinī-śakti*, comienza un proceso involutivo que lleva a la disolución (*laya*) del individuo; por eso, también nos referimos al *kuṇḍalinī-yoga* como *laya-yoga*, o 'el yoga de la disolución'.

Śakti es el poder capaz de revelar u ocultar al Ser. La manifestación cósmica consiste en un proceso que camufla la conciencia a medida que la *śakti* desciende, mientras que su elevación corresponde al regreso de la conciencia a sí misma. El despertar y la elevación de la *kuṇḍalinī* consisten en un proceso en el cual Śakti va gradualmente reabsorbiendo cada una de las diferentes *tattvas* hasta su fusión final con Śiva en el *sahasrāra-cakra*.

Śiva o Parama-śiva, que es la conciencia suprema, es el receptor y conocedor último. Es el soporte, la morada, el hogar y la base del universo entero; es trascendental al tiempo, el espacio y la causalidad. No reside en ningún lugar en especial porque yace tanto dentro como fuera de todo y todos. Dado que el universo es su manifestación, es imposible categorizarlo dentro de la estructura de las *tattvas*.

citiḥ sva-tantrā viśva siddhi hetuḥ

> Conciencia, en su libertad, trae consigo la consecución del universo. (*Pratyabhijñā-hṛdayam*, 1).

El estudio de las *tattvas* implica el aprendizaje del proceso de la creación. A medida que desciende, Śakti cubre la conciencia indivisa y la muestra como dualidad relativa. Al ascender, Śakti va revelando de nuevo la conciencia única. En otras palabras, en su descenso Śakti gradualmente se materializa causando el ocultamiento del absoluto, y cuando asciende revela a Dios.

Las 36 *tattvas* se dividen en tres grupos: puros (*śuddha*), puros-impuros (*śuddhāśuddha*) e impuros (*aśuddha*).

ŚUDDHA-TATTVAS O 'CATEGORÍAS DE EXISTENCIA PURAS'

1. *Śiva-tattva*: Consiste en el movimiento creativo inicial de Parama-śiva. En el estado subjetivo de pureza –desde el punto de vista absoluto de Parama-śiva, todo lo existente es *aham*, o 'yo soy'. Dos categorías se comienzan a diferenciar en ese 'yo soy': el «yo» como Śiva o el Ser, y el «soy» como Śakti o la conciencia de su existencia.

2. *Śakti-tattva*: Mientras que Śiva constituye el aspecto interno de la conciencia, Śakti es el externo. Ambos son interdependientes e inseparables, al igual que la humedad del agua o el calor del fuego. *Śakti-tattva* y *śiva-tattva* componen una eterna realidad de subjetividad pura que no admite dualidad. Śiva y Śakti aparentan ser poderes separados, pero en realidad constituyen dos aspectos de Parama-śiva. Śakti es el aspecto creativo de Brahman, el dinamismo de la conciencia. En su unión, Śiva y Śakti corresponden a la experiencia subjetiva pura de *aham*, o 'yo soy'. Śakti es el espejo en el cual Śiva observa su propio reflejo creando la polaridad subjetiva. Por lo tanto, a partir de *śakti-tattva* la conciencia se proyecta en una polarización subjetiva que da lugar al *idam*, o 'Eso'. Lo mencionado se confirma en el siguiente verso:

sā jayati śaktir ādyā
nija-sukha-maya-nitya-nirūpam ākārā
bhāvi-carācara-bījaṁ
śiva-rūpa-vimarśa-nirmalādarśaḥ

Ella, la Śakti primordial, quien supera a todo y que, en su verdadera naturaleza, es dicha ilimitada y eterna; ella es la semilla (*bīja*) de todo lo móvil y lo inmóvil que ha de ser, y es el espejo puro en el cual Śiva se experimenta a sí mismo. (*Kāma-kalā-vilāsa*, 2).

3. Sadāśiva o *sadākhya-tattva*: Sadāśiva emerge desde Śiva-Śakti como el primer principio de la manifestación cósmica. Desde la subjetividad pura de «yo soy» (*aham*) nace el «Eso» (*idam*), que es la raíz y origen de

la objetividad que sirve de contraparte de toda subjetividad. En Sadāśiva, el énfasis reposa sobre el aspecto *aham* por encima de *idam*.

4. *Īśvara-tattva*: Īśvara es el principio de Señorío que emerge desde la pura subjetividad de *idam-aham*, o 'Eso soy yo', con un claro énfasis en la objetividad o *idam*. Para Śiva, la manifestación cósmica es irreal si se considera un fenómeno objetivo dual, pero es real si se considera su propia expansión o continuidad. La diferencia entre las experiencias de Sadāśiva e Īśvara son muy sutiles: la experiencia en ambas *tattvas* es prácticamente la misma, aunque en Īśvara es menos refinada. La experiencia de «yo soy eso» o «yo soy este universo» corresponde a Sadāśiva, mientras que en *īśvara-tattva* la experiencia es «este universo es mi propia expansión». El gran santo y filósofo Utpala-deva se refiere a *īśvara-tattva* de la siguiente manera:

sarvo mamāyaṁ vibhava
ity evaṁ parijānataḥ
viśvātmano vikalpānāṁ
prasare 'pi maheśatā

Aquel que sabe que toda esta gloriosa manifestación es mía [pertenece al espíritu], quien experimenta que todo el cosmos es el Ser posee señorío incluso cuando las construcciones de pensamiento (*vikalpas*) aún tienen su efecto. (*Īśvara-pratyabhijñā-kārikā*, 4.1.12).

5. *Śuddha-vidyā-tattva*, o 'sabiduría pura': En este estado, el aspecto subjetivo y el objetivo de la conciencia adquieren la misma claridad. Reina la inestabilidad y el desequilibrio, ya que a veces prima *aham-idam* y otras *idam-aham*. En *śuddha-vidyā*, la unidad y la multiplicidad se muestran como idénticas expresiones de la conciencia trascendental. Esta *tattva* es la última categoría pura en la que no existe la diferenciación. En *śuddha-vidyā*, prevalece el poder de la acción (*kriyā-śakti*), ya que desde aquí las categorías contienen impurezas que permiten la manifestación de la conciencia.

ŚUDDHĀŚUDDHA-TATTVAS O 'CATEGORÍAS DE EXISTENCIA PURAS-IMPURAS'

6. *Māyā*, o 'la ilusión': Desde aquí comienzan la contracción, la relatividad, la dualidad y la limitación. La experiencia de lo divino se oculta tras el velo del olvido con el cual *māyā* cubre al Ser. Si dentro de las *śuddha-tattvas* la experiencia es de carácter inclusivo, *māyā* separa a *idam* de *aham*. *Māyā* excluye uno del otro, produciendo el estado cognitivo dual de sujeto y objeto. Desde *māyā* nacen las *pañca-kañcukas*, o 'cinco poderes limitantes'; estos son cinco poderes limitantes, sutiles, a través de los cuales la conciencia voluntariamente contrae sus atributos y crea las condiciones para una existencia limitada. Las *kañcukas* constituyen las cinco *tattvas* siguientes: *kalā*, *vidyā*, *rāga*, *kāla* y *niyati* (energía, conocimiento, deseo, tiempo y espacio). Cada *kañcuka* restringe uno de los poderes divinos de Śiva: *cit*, *ānanda*, *icchā*, *jñāna* y *kriyā* (conciencia, dicha, voluntad, conocimiento y acción).

7. *Kalā-kañcuka*, o 'limitación del poder': Esta *tattva* reduce la omnipotencia divina, o el poder divino de la acción (*kriyā-śakti*), a una actividad limitada.
8. *Vidyā-kañcuka*, o 'limitación del conocimiento': Esta *tattva* reduce la omnisciencia divina, o el poder de la sabiduría (*jñāna-śakti*), al conocimiento limitado acerca de un tema o un campo en particular.
9. *Rāga-kañcuka*, o 'limitación del deseo': Esta *tattva* reduce la plenitud divina, o la fuerza de voluntad divina (*iccha-śakti*), mediante una falsa impresión de deficiencia que induce deseos y una constante búsqueda de algo o alguien para recuperar la plenitud.
10. *Kāla-kañcuka*, o 'limitación del tiempo': Esta *tattva* reduce el poder divino de dicha eterna (*ānanda-śakti*) a una percepción interior del tiempo. Se refiere al tiempo psicológico o interno, y no al tiempo de los relojes o calendarios, medido en minutos, horas o años.
11. *Niyati-kañcuka*, o 'limitación del espacio': Esta *tattva* reduce la omnipresencia divina, o el poder de conciencia divina (*cic-chakti*), a una ilusoria impresión de residir en un determinado lugar.

AŚUDDHA-TATTVAS O 'CATEGORÍAS IMPURAS'

12. Puruṣa: *Māyā* limita la conciencia universal y la reduce a sujetos individuales. De acuerdo con el shaivismo de Cachemira, así como Śakti deviene en *prakṛti*, Śiva deviene en el principio individual, es decir, el alma (*jīva*). *Ahaṅkāra* es el aspecto subjetivo del ego; su experiencia frente al universo es que «yo no soy eso».

13. *Prakṛti*: Es la naturaleza, desde la cual fluyen las tres modalidades conocidas como *guṇas*: *sattva* (bondad), *rajas* (pasión) y *tamas* (ignorancia). Así como Puruṣa procede de Śiva, el origen de *prakṛti* es Śakti. *Prakṛti* se refiere a nuestra realidad externa o superficial, mientras que Puruṣa constituye nuestro mundo subjetivo interno.

Los tres *antaḥ-karaṇas* u 'órganos internos'

Desde aquí nace y se desarrolla el pensamiento.

14. *Buddhi*, o 'el intelecto': Su función es evaluar, racionalizar, aceptar o rechazar lo que *manas* (mente) percibe a través de los sentidos. El *buddhi* analiza, reflexiona, determina, discrimina y decide la naturaleza de lo que percibe.
15. *Ahaṅkāra*, o 'el ego': Es la idea limitante «yo» en su aspecto objetivo. Este fenómeno conduce a relacionarse de manera personal con lo experimentado y a adjudicarse las experiencias.
16. *Manas*, o 'la mente': *Manas* ve, huele, oye, degusta, palpa y envía constantemente impresiones hacia la mente subconsciente. Es un producto de *ahaṅkāra*, o 'el ego'.

Los *pañca-jñānendriyas* o 'los cinco órganos cognitivos'

La realidad objetiva se percibe a través de los cinco órganos cognitivos.

17. Oídos (*śrotra*) para oír (*sparsendriya*).
18. Piel (*tvak*) para tocar (*sparsanendriya*).
19. Ojos (*cakṣu*) para ver (*cakṣur-indriya*).

20. Lengua (*rasanā*) para degustar (*rasanendriya*).
21. Nariz (*ghrāṇa*) para oler (*ghrāṇendriya*).

LOS *PAÑCA-KARMENDRIYAS* O 'LOS CINCO ÓRGANOS DE LA ACCIÓN'

22. Boca (*vāk*) para el habla (*vāg-indriya*).
23. Manos (*pāṇi*) para el asimiento (*hastendriya*).
24. Pies (*pāda*) para la locomoción (*pādendriya*).
25. Ano (*pāyu*) para la excreción (*pāyvindriya*).
26. Genitales (*upastha*) para la reproducción (*upasthendriya*).

LOS *PAÑCA-TANMĀTRAS* O 'LOS CINCO ELEMENTOS SUTILES'

27. *Śabda*, o 'sonido': Proviene del éter, o *ākāśa-mahā-bhūta*.
28. *Sparśa*, o 'tacto': Su origen es el aire, o *vāyu-mahā-bhūta*.
29. *Rūpa*, 'forma' o 'color': Su origen es el fuego, o *tejas-mahā-bhūta*.
30. *Rasa*, o 'gusto': Proviene del elemento agua, o *jala-mahā-bhūta*.
31. *Gandha*, u 'olor': Se origina desde el elemento tierra, o *pṛthivī-mahā-bhūta*.

Los *pañca-tanmātras* son las moradas o residencias de nuestros sentidos (oído, tacto, vista, gusto y olfato). Son los principios sutiles que los anteceden.

LOS *PAÑCA-MAHĀ-BHŪTAS* O 'LOS CINCO GRAN ELEMENTOS'

Las cinco últimos *tattvas* son los más densos y de mayor solidez; el universo entero de nombres y formas descansa sobre ellos. Los cinco *mahā-bhūtas* se encuentran bajo el dominio de las tres modalidades de la naturaleza. Nuestro cuerpo físico es una combinación de estos *pañca-mahā-bhūtas*; por lo tanto, cada uno de ellos posee ciertas características que nos afectan de manera individual. Estos son los responsables de diferentes funciones en el organismo humano, así como de los tejidos y las substancias. Los cinco gran elementos son:

32. *Ākāśa*, 'éter' o 'etereidad': Otorga el espacio imprescindible para la existencia de los otros cuatro. Este elemento está controlado por *sattva*. Esta *tattva* domina la región que se extiende desde la garganta hasta los planos elevados del cuerpo astral.
33. *Vāyu*, 'aire' o 'airedad': Este elemento está controlado por *sattva* y *rajas*. Esta *tattva* domina la región desde el corazón hasta la garganta. *Vāyu-tattva* se activa después de *tejas-tattva*.
34. *Tejas*, 'fuego' o 'fogosidad': Este elemento está controlado por *rajas* y domina desde la región del ombligo hasta el corazón, donde se produce la digestión. El fuego recibe su energía desde la categoría de *ākāśa*.
35. *Āpas*, 'agua' o 'liquidez': Este elemento está controlado por *rajas* y *tamas*. Domina la región desde las caderas hasta el ombligo.
36. *Pṛthivī*, 'tierra' o 'solidez': Este elemento está controlado por *tamas*. Constituye la base y el fundamento de nuestro cuerpo denso. *Kuṇḍalinī* reposa en la solidez y la densidad mismas.

ŚUDDHĀDHVĀ-TATTVAS O 'ELEMENTOS PUROS'

Las primeras cinco categorías se denominan *śuddhādhvā-tattvas*, o 'categorías puras'. Con el fin de comprender esta categoría, es necesario aclarar que para el shaivismo de Cachemira, la pureza se relaciona con la experiencia integradora del yoga, que significa 'unión'. Este concepto ha sido explicado de manera brillante por Abhinava Gupta en su renombrado *Tantrāloka*:

mṛta-dehe 'tha dehotthe
yā cāśuddhiḥ prakīrtitā
anyatra neti buddhyantāṁ
aśuddhaṁ saṁvidaś cyutam
saṁvit tadātmyam āpannaṁ
sarvaṁ śuddham ataḥ sthitam

La impureza que el Veda atribuye a un cadáver y a las secreciones corporales es bien conocida y no se encuentra en otra parte. Según el punto de vista conforme a la facultad de la razón (*buddhayantam*), es impuro todo lo que está separado de la conciencia (*samvidaś cyutam*). Por el contrario, es puro todo lo que alcanza la identidad con la conciencia (*samvit tādātmyam āpannam*).

śrīmad vīrāvalau coktaṁ
śuddhy aśuddhi-nirūpaṇe

En relación con la determinación de puro e impuro, el *Vīrāvali-tantra* dice:

sarveṣāṁ vāhako jīvo
nāsti kiñcid ajīvakam
yat kiñcij jīva-rahitam
aśuddhaṁ tad vijānata

La vida (*jīva*) es lo que anima todo. Nada existe sin la vida. Todo lo que está desprovisto de vida debe de ser considerado impuro.

tasmād yat saṁvido nāti
dūre tac cuddhi māvahet
avikalpena bhāvena
munayo 'pi tathā bhavan
loka-saṁrakṣaṇārthaṁ tu
tat tattvaṁ taiḥ pragopitam

Por lo tanto, todo lo que está próximo a la conciencia confiere la pureza. Esta es también la opinión de los místicos que son indiferentes a la dualidad de lo puro y de lo impuro. Para proteger el mundo, ellos han guardado esta realidad (*tattva*) secreta. (*Tantrāloka*, 4.240b-244a).

Impureza es separación, diferencia, división y dualidad. Nos vamos purificando a medida que percibimos nuestra existencia como partes integrales del Todo. Percibirnos a nosotros mismos como algo desconectado de la vida da nacimiento a toda impureza. La impureza se origina en la ignorancia, mientras que la pureza proviene de la sabiduría.

Las *śuddhādhvā-tattvas* son el fruto del esfuerzo de los sabios shaivas por describir la conciencia. Śiva permanece en la más pura subjetividad, que es trascendental a la dualidad sujeto-objeto. Las *śuddhādhvā-tattvas* incluyen cinco categorías diferentes; sin embargo, son cinco aspectos de la misma conciencia única; son las proyecciones de las cinco principales *śaktis* del absoluto:

- *Cic-chakti*, o 'conciencia divina', proyecta a *śiva-tattva*.
- *Ānanda-śakti*, o 'dicha absoluta', manifiesta a *śakti-tattva*.
- *Icchā-śakti*, o 'la voluntad divina', proyecta a *sadā-śiva-tattva*.
- *Jñāna-śakti*, o 'la omnisapiencia divina', manifiesta a *īśvara-tattva*.
- *Kriyā-śakti*, o 'el poder de manifestar', proyecta a *śuddha-vidyā-tattva*.

El estado de *śuddhādhvā* es la divina experiencia de Śiva, la cual es una percepción subjetiva pura, que es trascendental a la dualidad sujeto-objeto. La experiencia egoica ordinaria consta de un sujeto y un objeto. Sin embargo, Śiva no experimenta el universo como algo distante y separado, sino como una extensión o proyección de sí mismo. La experiencia de pura subjetividad de Śiva en el estado de *śuddhādhvā* puede ser resumida en la palabra *aham*, o 'Yo soy'. *Aham* es la *dhāma*, o 'morada', de todas las categorías al igual que el 'yo soy' es la base y fundamento de la vida de todo individuo. La palabra *aham* se refiere al sujeto único que percibe lo objetivo, mientras que *idam*, o 'Eso', constituye la propia proyección del sujeto.

La experiencia en el estado egoico ordinario y la percepción en el estado *śuddhādhvā* son radicalmente diferentes. La primera está basada en la plataforma dual y relativa de sujeto-objeto, mientras que la segunda es una experiencia subjetiva. La experiencia egoica semeja el estado onírico, el cual a pesar de ser proyectado por el soñador, es objetivizado por este. Es decir, el soñador percibe la realidad del sueño como separada y diferente de sí mismo. Por el contrario, al peinarnos frente a un espejo, no dudamos de que el reflejo es nuestro. Esta experiencia es como la pura conciencia subjetiva de *śuddhādhvā*. El reflejo en el espejo no es percibido como un objeto separado o desconectado del sujeto; es una percepción subjetiva porque aquella figura del reflejo soy yo mismo. De la misma manera, Śiva proyecta desde sí mismo el universo como *idam* con la plena conciencia de que es su propia proyección y, por lo tanto, es parte integral de sí mismo. Esta conciencia de unidad absoluta es una experiencia de pura subjetividad trascendental a la dualidad, a pesar de la presencia de *idam* en todas y cada una de las diferentes categorías *śuddhādhvā*.

Los 36 *tattvas*

Śuddha Puro	1. *Śiva-tattva*	
	2. *Śakti-tattva*	
	3. *Sadā-śiva*	
	4. *Īśvara-tattva*	
	5. *Śuddha-vidyā-tattva*	
Śuddhāśuddha Puro-impuro	6. Maya	
	7. *Kalā-kañcuka*: limitación del poder	*Pañca-kañcukas* Los cinco poderes limitantes
	8. *Vidyā-kañcuka*: limitación del conocimiento	
	9. *Rāga-kañcuka*: limitación del deseo	
	10. *Kāla-kañcuka*: limitación del tiempo	
	11. *Niyati-kañcuka*: limitación del espacio	
Aśuddha Impuro	12. Purusha	
	13. Prakriti	
	14. *Buddhi*: intelecto	*Antaḥ-karaṇas* Órganos internos
	15. *Ahaṅkāra*: ego	
	16. *Manas*: mente	
	17. *Śravaṇendriya*: audición	*Pañca-jñānendriyas* Los cinco órganos cognitivos
	18. *Sparsendriya*: tacto	
	19. *Cakṣurindriya*: vista	
	20. *Rasanendriya*: gusto	
	21. *Ghrāṇendriya*: olfato	
	22. *Vāg-indriya*: habla	*Pañca-karmendriyas* Los cinco órganos de la acción
	23. *Hastendriya*: asimiento	
	24. *Pādendriya*: locomoción	
	25. *Pāyvindriya*: excreción	
	26. *Upastha*: reproducción	
	27. *Śabda*: sonido	*Pañca-tanmātras* Los cinco elementos sutiles
	28. *Sparśa*: tacto	
	29. *Rūpa*: forma o color	
	30. *Rasa*: gusto	
	31. *Gandha*: olfato	
	32. *Ākāśa*: éter o etereidad	*Pañca-mahā-bhūtas* Los cinco gran elementos
	33. *Vāyu*: aire o airedad	
	34. *Tejas*: fuego o fogosidad	
	35. *Āpas*: agua o liquidez	
	36. *Pṛthivī*: tierra o solidez	

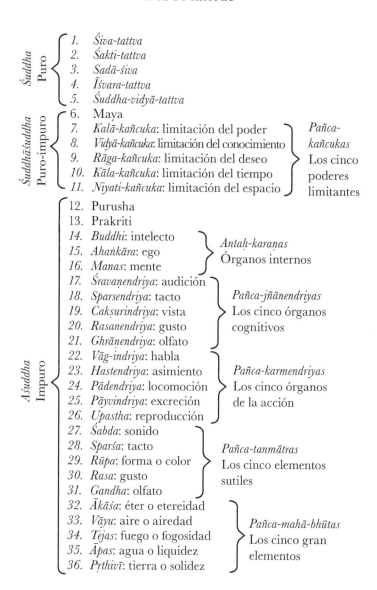

Capítulo 4

Devī o 'la madre del universo'

El absoluto consta de dos aspectos: uno trascendente, o Śiva, y el otro inmanente, o Śakti. Śiva es inmóvil y estático, mientras que Śakti es móvil y dinámica. Sin embargo, Śakti no es diferente de Śiva. Śakti es a Śiva como la liquidez al agua o el calor al fuego. Ella es como el resplandor del Sol que, aunque se origina del sol, lo oculta ante nuestra vista.

Todos somos conciencia en esencia; por lo tanto, en cada uno de nosotros sin excepción yacen tanto el aspecto de Śiva como el de Śakti. El aspecto dinámico (*vimarśa*) descansa en el primer chakra, mientras que el aspecto estático (*prakāśa*) yace en el séptimo chakra.

Prakāśa y *vimarśa* son dos principios básicos: *prakāśa* es la luz divina de la conciencia y *vimarśa* es su poder cósmico creativo, su capacidad para contener un reflejo de sí mismo y de la creación.

En el hinduismo, *prakāśa* se identifica con el Dios Padre, mientras que *vimarśa* lo hace con la Madre Divina. La Devī es dinámica en su aspecto manifestado, pero es estática en su aspecto trascendental al ser una con el absoluto. *Prakāśa* y *vimarśa*, identificados respectivamente con Śiva y Śakti, forman una pareja en el nivel supremo.

Kṛṣṇa se refiere a esta polaridad del Ser, también conocida como Maheśvara y Maheśvarī, con las siguientes palabras:

pitāham asya jagato
mātā dhātā pitāmahaḥ
vedyaṁ pavitram oṁ-kāra
ṛk sāma yajur eva ca

> Yo soy el padre de este mundo, la madre, el otorgador de los frutos de las acciones y el abuelo; lo [único] que debe ser sabido, el purificador, la monosílaba sagrada [*Oṁ*] y también el *Ṛg*, el *Sāma* y el *Yajur Veda*. (*Bhagavad-gītā*, 9.17).

La *kuṇḍalinī-śakti* es la divina Madre Universal, que reside en cada ser humano. Esto se confirma en el *Devī-bhagāvatam*:

tālu-sthā tvaṁ sadādhārā
bindu-sthā bindumālinī
mūle tu kuṇḍalī-śaktir
vyāpinī keśamūlagā

> [¡Oh, Devī!] Tú eres *Sadādhārā* en el paladar, y eres la *Bindu-mālinī-śakti* en el espacio entre las cejas. Tú eres *kuṇḍalinī-śakti* en el *mūlādhāra* [chakra], y el *Vyāpinī* hasta las raíces del pelo. (*Devī-bhagāvatam*, 12.5.22).

La *kuṇḍalinī-śakti*, también llamada *citi*, es el aspecto de la energía cósmica creativa que yace en estado potencial en todo ser humano. La palabra *kuṇḍalinī* proviene de la raíz *kuṇḍala* (rollo o espiral) y significa 'la energía enrollada' porque está enrollada en la base de la columna vertebral, alrededor del *svayam-bhū-liṅga*. Su nombre también deriva del término *kuṇḍa*, que significa 'foso' o 'cavidad' e indica que esta fuerza sagrada yace en la cavidad del hueso sacro.

La Śakti es el poder divino creativo y todo el universo consiste en su manifestación, en su *līlā*, o 'divino juego'. Esto lo confirma el Señor Brahmā, que dice:

tvayaitat dhāryate viśvam
tvayaitat sṛjyate jagat
tvayaitat pālyate devī
tvam atsyante ca sarvadā

> Tú sostienes este universo, tú lo proyectas, tú lo proteges. ¡Oh, Devī! Tú también siempre reabsorbes todo esto en tu interior al final. (*Devī-māhātmyam*, 1.75).

En el siguiente verso, Kṛṣṇa menciona dos tipos de naturaleza (*prakṛtis*): una objetiva y otra subjetiva o sutil. La primera es la naturaleza ordinaria (*aparā-prakriti*) sujeta a diferentes cambios. La segunda es la naturaleza superior (*parā-prakriti*) que adopta la forma de los seres individuales:

apareyam itas tvanyāṁ
prakṛtiṁ viddhi me parām
jīva-bhūtāṁ mahā-bāho
yayedaṁ dhāryate jagat

> Esta es mi naturaleza inferior, Arjuna. Conoce ahora mi naturaleza superior, la que adopta la forma de los

> seres individuales y así sostiene el universo. (*Bhagavad-gītā*, 7.5).

Hay quienes creen, erróneamente, que la adoración de la Madre Universal, o *Viśva-mātā*, no es de origen védico, sin embargo, se menciona en numerosas escrituras. El *Devī Sūkta* y el *Rātri Sūkta* del décimo *maṇḍala* del *Ṛg Veda* constituyen pruebas irrefutables de su adoración en el periodo védico.

Podemos encontrar el *Durgā Gāyatrī* en el *Yājñikā Upaniṣad* del *Taittirīya Āraṇyaka*:

Oṁ
kātyāyanāya vidmahe
kanya-kumāri dhīmahi
tan no durgi pracodayāt

> Consagramos nuestros pensamientos a Durgā, que nació en la ermita de Kātyāyana. Meditamos en ella, que es la princesa; que esta diosa nos inspire a seguir en el camino correcto.

Encontramos más pruebas en el *Durgā-stuti* (*Mahā-bhārata*, 6.23.3-16) donde Arjuna, siguiendo el consejo del propio Kṛṣṇa, se dirige a Durgā con el siguiente himno y le pide que le conceda la victoria:

sañjaya uvāca
evam ukto 'rjunaḥ saṁkhye
vāsudevena dhīmatā
avatīrya rathāt pārthāḥ
stotram āha kṛtāñjaliaḥ

Sañjaya dijo:

Siguiendo el consejo de Vāsudeva, Arjuna, el hijo de Pṛtha, dotado con gran inteligencia, tras descender de su carruaje pronunció el siguiente himno con las palmas unidas en la víspera de la batalla:

namaste siddha-senāni
ārye mandara-vāsini
kumāri kāli kāpāli
kapile kṛṣṇa-piṅgale

Me inclino ante ti, ¡oh, Kālī!, esposa de Kāpāla, tú que eres de matiz negro y leonado, líder de los yoguis, eres idéntica a Brahman, habitas en el bosque de Mandara, no padeces de decrepitud y decadencia.

bhadra-kāli namas tubhyaṁ
mahā-kāli namo 'stu te
caṇḍi caṇḍe namas tubhyaṁ
tāriṇi vara-varṇini

Me inclino ante ti, Mahā-kāli, esposa del destructor universal. ¡Oh, la orgullosa! Que rescatas personas de peligros, otorgas bendiciones a tus devotos. Tú que estás dotada con todos los atributos auspiciosos, me inclino ante ti.

kātyāyani mahā-bhāge
karāli vijaye jaye
śikhi-picca-dhvaja-dhare
nānābharaṇa-bhūṣite

¡Oh, tú que provienes de la raza Kāta! Tú mereces el culto más respetuoso, la feroz, la otorgadora de la victoria, la victoria misma, que llevas un estandarte de plumas de pavo real; tú que estás adornada con muchos ornamentos.

aṭṭaśūla-praharaṇe
khaḍga-kheṭaka-dhāriṇi
gopendrasyānuje jyeṣṭhe
nanda-gopa-kulodbhave

¡Oh, tú llevas una lanza terrible, una espada y un escudo! Tú eres la hermana menor del jefe de los vaqueros, la mayor, tú que naciste en la raza del vaquero Nanda.

mahiṣā-sṛk-priye nityaṁ
kauśiki pīta-vāsini
aṭṭahāse koka-mukhe
namas te 'stu raṇa-priye

¡Oh, tú que eres siempre afectiva con la sangre del búfalo! Tú que naciste en la raza de Kuśika; tú que estás vestida de amarillo; tú que has devorado a los demonios adoptando la cara de un lobo. Me inclino ante ti, que eres aficionada a la batalla.

ume śākaṁbhari śvete
kṛṣṇe kaiṭabha-nāśini
hiraṇyākṣi virūpākṣi
sudhūmrākṣi namo 'stu te

¡Oh, Umā, Śākambharī! Tú eres de matiz blanco. ¡Oh, protectora! Tú que has matado al demonio Kaiṭabha; tú que tienes ojos amarillos; tú que tienes muchos ojos y que tienes ojos del color del humo. Me inclino ante ti.

veda-śruti mahā-puṇye
brahmaṇye jāta-vedasi
jambū-kaṭaka-caityeṣu
nityaṁ saṁnihitālaye

¡Oh, tú que eres los Vedas, los *śrutis* y la virtud más elevada! Tú que eres propicia para los *brāhmaṇas* dedicados al sacrificio; tú que tienes conocimiento del pasado; tú siempre estás presente en las moradas sagradas eregidas para ti en las ciudades de Jambū-dvīpa. Me inclino ante ti.

tvaṁ brahma-vidyā vidyānāṁ
mahā-nidrā ca dehinām
skanda-mātar bhagavati
durge kāntāra-vāsini

¡Oh, tú eres la ciencia de Brahman entre las ciencias y tú eres el sueño de las criaturas del que no se despiertan! Madre de Skanda, tú que posees los seis atributos (más elevados). ¡Oh, Durgā (difícil de alcanzar)! Tú que habitas en las regiones accesibles.

svāhā-kārāḥ svadhā caiva
kalā kāṣṭhā sarasvatī

sāvitrī veda-mātā ca
tathā vedānta ucyate

Tú eres descrita como Svāhā, Svadhā, Kalā, Kāṣṭā, Sarasvatī, Savitrī, la madre de los Vedas y la ciencia del *vedānta*.

kāntāra-bhaya-durgeṣu
bhaktānāṁ cālayeṣu ca
nityaṁ vasasi pātāle
yuddhe jayasi dānavān

En regiones inaccesibles, donde hay temor, en lugares de dificultad, en las moradas de tus fieles y en las regiones bajas (Pātāla), tú siempre habitas. Tú ganas las batallas con demonios.

tvaṁ jambhanī mohinī ca
māyā hrīḥ śrīs tathaiva ca
sandhyā prabhāvatī caiva
sāvitrī jananī tathā

Tú eres la inconsciencia, el sueño, la ilusión, la modestia, la belleza [de todas las criaturas]. Tú eres el crepúsculo, el día, Savitrī y la madre.

tuṣṭiḥ puṣṭir dhṛtir dīptiś
candrāditya-vivardhinī
bhūtir bhūti-matāṁ saṅkhye
vīkṣyase siddha-cāraṇaiḥ

Tú eres alegría, crecimiento y luz. Tú sostienes el Sol y la Luna y los haces brillar. Tú eres la prosperidad de aquellos que son prósperos. Los *siddhas* (los perfectos) y los *cāraṇas* (santos que deambulan de un lugar a otro) te observan en contemplación.

stutāsi tvaṁ mahā-devi
viśuddhenāntar-ātmanā
jayo bhavatu me nityaṁ
tvat-prasādād raṇe raṇe

Con el alma interior purificada, te alabo. ¡Oh, gran diosa! Deja que la victoria siempre me acompañe a través de tu gracia en el campo de batalla. (*Mahābhārata*, 6.22.16).

El *Devī Sūktam* se refiere a la Devī de la siguiente manera:

yā devī sarva bhūteṣu
viṣṇu māyeti śabditā
namas tasyai namas tasyai
namas tasyai namo namaḥ

A la diosa divina en toda la existencia, que se considera la forma perceptible de la conciencia que lo impregna todo, nos inclinamos ante ella, nos inclinamos ante ella, nos inclinamos ante ella continuamente, nos inclinamos, nos inclinamos.

yā devī sarva bhūteṣu
śakti rūpeṇa saṁsthitā

namas tasyai namas tasyai
namas tasyai namo namaḥ

A la diosa divina que reside en toda la existencia en la forma de energía, nos inclinamos ante ella, nos inclinamos ante ella, nos inclinamos ante ella continuamente, nos inclinamos, nos inclinamos.

yā devī sarva bhūteṣu
mātṛ rūpeṇa saṁsthitā
namas tasyai namas tasyai
namas tasyai namo namaḥ

A la diosa divina que reside en toda la existencia en la forma de madre, nos inclinamos ante ella, nos inclinamos ante ella, nos inclinamos ante ella continuamente, nos inclinamos, nos inclinamos. (*Devī Sūktam*, 6, 12, 25).

Diferentes aspectos de la Devī, como Durgā o Kālī, la presentan como una valiente guerrera armada que combate con diferentes demonios. En el *Durgā-sapta-śati*, los *devas* la glorifican por haber matado al demonio Mahiṣāsura:

kenopamā bhavatu the 'sya parākramasya

¿Qué puede compararse con tu valor? (*Durgā-sapta-śati*, 4.22).

Las expresiones de nuestro egoísmo pueden ser comparadas con demonios. Las batallas de la Madre Divina simbolizan los enfrentamientos entre *kuṇḍalinī* y nuestros demonios internos. Diferentes aspectos de la Devī combaten contra ellos al ir subiendo y perforando todos nuestros centros energéticos. La *kuṇḍalinī-śakti* no pertenece al plano material y, por lo tanto, no se puede comparar con ningún tipo de energía física.

Es imposible demarcar el límite entre la persona y su energía. Un ser humano carente de su poder no es más que un cadáver. Asimismo, el Señor y su Śakti son inseparables. No hay verdadera diferencia entre adorar a Dios o a la Madre Divina del universo. Más aún, sus devotos *śāktas* consideran la devoción a ella como superior a la del aspecto paternal estático, ya que Śiva sin su Śakti es impotente; ellos ven en la Devī la auténtica bendita presencia del Señor y su poder infinito. Tal como señala Śaṅkarācārya:

śivaḥ śaktyā yukto yadi
bhavati śaktaḥ prabhavitum
na ced evaṁ devo na khalu
kuśalaḥ spanditum api

> Si Śiva está unido con Śakti, él es capaz de proyectar este universo; si no, él no es capaz ni siquiera de mover sus extremidades. (*Saundarya-laharī*, 1).

Sin embargo, la relación del devoto con lo absoluto como madre es diferente a si fuera como padre. El amor maternal es incondicional y libre de condenas. La madre está dispuesta a sacrificar todo por el bienestar de sus hijos, por lo que el devoto experimenta aceptación ilimitada. No existe un pecado tan grave que la compasión de la Madre Divina no pueda perdonar. El mismo Śaṅkarācārya escribe en su himno:

jagad-amba vicitram-atra kim
paripūrṇa karuṇāsti cen-mayi
aparādha-paramparāvṛtam na
hi māta samupekṣate sutam

> ¡Madre de los mundos! ¿Por qué es extraño que me otorgues tu plena gracia? Una madre no descuida a su hijo aunque haya cometido una serie de errores. (*Devy-aparādha-kṣamāpaṇa Stotram*, 11).

En referencia a la *kuṇḍalinī-śakti*, el sabio Kṣemarāja afirma:

citiḥ sva-tantrā viśva-siddhi-hetuḥ

> La conciencia universal independiente es la causa de la manifestación, manutención y disolución del universo por su propia voluntad. (*Pratyabhijñā-hṛdayam*, 1).

La conciencia trascendental no crea universos por sí misma, sino a través de la *śakti*, que es su poder creativo. La *kuṇḍalinī-śakti* es un poder misterioso que es *bhedābheda*, o 'diferente y no diferente'; es lo universal asentado en lo individual, lo amorfo que yace en la base de la forma.

Quienes beben agua de los grifos de sus casas, de hecho, beben de un depósito común. De manera similar, aunque el despertar de la *kuṇḍalinī* ocurre en cada uno de nosotros, nos conecta a nuestra fuente común. Somos como olas y este despertar nos revela nuestro origen común que es el océano.

Las escrituras describen cómo la *kuṇḍalinī-śakti* duerme en el primer chakra:

paścimābhimukhīḥ yonir
guda-meḍhrāntarālagā
tatra kandaṁ samākhyātaṁ
tatrāste kuṇḍalī sadā
saṁveṣṭya sakalāṁ nāḍīḥ
sārddha-tri-kuṭilākṛtiḥ
mukhe niveśya sā pucchaṁ
suṣumṇā-vivare sthitā

El *yoni* está en este espacio que tiene su cara hacia atrás. Ese espacio se llama la raíz; allí habita la diosa Kuṇḍalinī. Rodea todos los *nāḍīs* y tiene tres vueltas y media; sosteniendo su cola en su propia boca, descansa en el hueco de *suṣumṇā*.

suptā nāgopamā hy eṣā
sphurantī prabhayā svayā
ahivat sandhi-saṁsthānā
vāg-devī bīja-sañjñikā

Duerme allí como una serpiente e ilumina con su propia luz. Como una serpiente, vive entre las articulaciones; es la diosa del habla y se llama la semilla (*bīja*).

jñeyā śaktir iyaṁ viṣṇor
nirjharā svarṇa-bhāsvarā
sattvaṁ rajas tamaś ceti
guṇa-traya-prasūtikā

> Sabe que Kuṇḍalinī, llena de energía y ardiente como el oro, es el poder (*śakti*) de Viṣṇu; es la madre de las tres cualidades *sattva*, *rajas* y *tamas*. (*Śiva Saṁhitā*, 5.57-59).

La *kuṇḍalinī* está enrollada en tres vueltas y media que simbolizan sus tres manifestaciones:

1. La *prāṇa-kuṇḍalinī* se refiere a su aspecto como energía vital, el cual se expresa en especial en los planos astral y físico; su despertar se manifestará como un incremento de nuestra vitalidad.
2. La *cit-kuṇḍalinī* es el aspecto que sustenta nuestros sentimientos, las emociones y el estado psicológico en general; al despertarse se amplían nuestras aptitudes cognitivas.
3. La *parā-kuṇḍalinī* es el aspecto universal o cósmico que reside en el primer centro, y su despertar conlleva la manifestación de nuestra auténtica naturaleza.

La *kuṇḍalinī* yace específicamente en la base de la columna vertebral, en el *mūlādhāra-cakra*. Cuando se despierta, se eleva en un movimiento circular produciendo un silbido como el de una serpiente. Por esta razón, los maestros iluminados y las escrituras se refieren a ella alegóricamente como a una serpiente dormida o como «el poder serpentino». Ella pasa por cada centro energético en su ascenso, que culmina en el *sahasrāra-cakra*, en la coronilla, donde Śiva y Śakti se fusionan.

bhitvā liṅga-trayaṁ tat parama-rasa-śive sūkṣma-dhāmni pradīpe
sā devī śuddha-sattvā taḍid iva vilasat-tantu-rūpa-svarūpā
brahmākhyāyāḥ sirāyāḥ sakala-sarasijaṁ prāpya dedīpyate tan

mokṣākhyānanda-rūpaṁ ghaṭayati sahasā sūkṣma tāla-kṣaṇena

La Devī que es *śuddha-sattva* (bondad pura) atraviesa los tres *liṅgas* y, tras haber alcanzado todas las flores de loto que se conocen como los lotos *brahma-nāḍī*, brilla en ese lugar en la plenitud de su esplendor. Después, en su estado sutil, brillante como el relámpago y fina como la fibra de loto, ella se va a la llama resplandeciente como Śiva, la dicha suma, y de repente produce el gozo de la liberación. (*Ṣaṭ-cakra-nirūpaṇa* por Swami Pūrṇānanda, 51).

El despertar de la *kuṇḍalinī* se expresa en el ser humano como un profundo deseo de regresar al hogar, a la fuente, a Dios. Esta añoranza divina marca el principio del proceso involutivo en el que la diversidad es reabsorbida en la unidad original.

Capítulo 5

Despertar, ascenso y descenso de la *kuṇḍalinī-śakti*

El despertar de la *kuṇḍalinī-śakti*

El *kuṇḍalinī-yoga* ofrece un ordenado sistema, destinado a crear las condiciones adecuadas para despertar a la *kuṇḍalinī*, que incluye las siguientes etapas:

1. Armonización de *iḍā-nāḍī* y *piṅgalā-nāḍī*.
2. Apertura de los chakras.
3. El despertar del *suṣumṇā-nāḍī*.
4. El despertar de la *kuṇḍalinī-śakti*.

El orden de estas etapas es de importancia cardinal ya que el despertar de la *kuṇḍalinī* sin estas condiciones previas puede traer consigo nefastas consecuencias. Si despertamos la *kuṇḍalinī* mientras los chakras están aún cerrados, esta puede estancarse durante años. La *kuṇḍalinī* puede quedar reprimida en el primer chakra si se despierta antes del *suṣumṇā-nāḍī*. Esto da lugar a una serie de problemas físicos y psicológicos.

1. Armonización de *iḍā-nāḍī* y *piṅgalā-nāḍī*

Los *nāḍīs iḍā* y *piṅgalā* se encuentran a los costados del *suṣumṇā*; constituyen la manifestación a nivel individual de la misma polaridad que mantiene el universo a nivel cósmico. *Iḍā* es refrescante y pálido, mientras que *piṅgalā* genera calor, es de color rojo y está relacionado con la digestión. El *iḍā* recibe el nombre de *candra-nāḍī* porque canaliza la energía negativa, femenina o lunar, mientras que el *piṅgalā* recibe el nombre de *sūrya-nāḍī* porque canaliza la energía positiva, masculina o solar. Ambos canales de *prāṇa* se encuentran con el *suṣumṇā* en el primer chakra (*mūlādhāra-cakra*). La actividad de estos *nāḍīs* es cíclica, pero nuestros hábitos y costumbres negativos propios de la sociedad moderna han perturbado su armonía y equilibrio naturales. Sin embargo, los *nāḍīs* pueden ser purificados y su funcionamiento puede ser armonizado mediante una *sādhana* que comprende *āsanas*, *prāṇāyāma* y relajación. Solo cuando se establece el equilibrio de estos dos *nāḍīs*, el *suṣumṇā* puede ser despertado.

2. Apertura de los chakras

La apertura de los chakras se aprecia en nuestra psicología, carácter y actitudes. En la mayoría de los seres humanos, el único chakra abierto es el primero, que es el más elevado dentro del reino animal. Debido a esto, las personas se esfuerzan principalmente por satisfacer sus necesidades básicas y esenciales de dormir, comer, defenderse y procrear. El *kuṇḍalinī-yoga* no puede ser aprendido en un libro o con un profesor ordinario. Para avanzar por este sendero, se requiere la guía personal de un gurú realizado, porque no todos los practicantes nacen con el mismo nivel de evolución. Debido a los esfuerzos espirituales en vidas pasadas, los centros inferiores de ciertas personas ya han sido abiertos y no necesitan trabajar en estas chakras. Algunos nacen con determinados chakras abiertos sin ni siquiera saberlo. En general, destacan en la sociedad y se convierten en líderes importantes. Por lo tanto, es imprescindible que un maestro espiritual nos indique al menos nuestro nivel de desarrollo actual. Los chakras se pueden abrir con ciertos *prāṇāyāmas* o mediante la repetición de mantras adecuados.

3. El despertar del *suṣumṇā-nāḍī*

El despertar del *nāḍī* principal es un paso importantísimo en el proceso del *kuṇḍalinī-yoga*. Si no se ha despertado el *suṣumṇā-nāḍī*, no sirve de mucho despertar los chakras o incluso la *kuṇḍalinī*. Cuando el poder serpentino se eleva, la energía que no asciende a través del *suṣumṇā* simplemente se desperdicia. Por eso, a veces vemos a practicantes que perciben una gran energía y sus cuerpos se retuercen ante aquel poder, pero que vuelven a sus mismas debilidades una vez terminada la experiencia. Aunque la energía sube, su carácter y su vida continúan igual porque la *kuṇḍalinī* no puede subir a través del *nāḍī* principal mientras este permanezca cerrado. Solo al despertarse el *suṣumṇā*, la *kuṇḍalinī* puede ascender libremente y unirse a Śiva. El *suṣumṇā* puede despertarse tanto por medio de las *āsanas* y el *prāṇayama*, como con quizás ciertas técnicas del *kriyā-yoga*. No es aconsejable tratar de despertarlo sin la experta guía de un maestro espiritual iluminado.

4. El despertar de la *kuṇḍalinī-śakti*

El *Devī-gītā* se refiere al despertar de la *kuṇḍalinī-śakti* de la siguiente manera:

ādau pūraka-yogenāpy
ādhāre yojayen manaḥ
guda-meḍhrāntare śaktis
tām ākuñcya prabodhayet

En primer lugar, inspirando de la manera yóguica, permite que tu atención se enfoque en el *mūlādhāra*. Entre el ano y los genitales, yace la [*kuṇḍalinī*] *śakti*. Comprendiendo esto, ella [*kuṇḍalinī*] debe ser despertada. (*Devī-gītā* del *Devī-bhāgavatam*, 7.35.48).

El *Yoga-kuṇḍaliṇī Upaniṣad* dice:

kuṇḍaly eva bhavec chakti
stāṁ tu saṁcālayed budha
svasthānād ābhruvor madhyaṁ
śakti-cālanam ucyate

La *śakti* (mencionada anteriormente) es, en efecto, *kuṇḍaliṇī*. Un hombre sabio debe elevarla de su lugar (es decir, del ombligo hacia arriba) al entrecejo. Esto se llama *śakti-cālana*. (*Yoga-kuṇḍaliṇī Upaniṣad*, 1.7).

tat sādhane dvayaṁ mukhyaṁ
sarasvaty āstu cālanam
prāṇa-rodham athābhyāsād
ṛjvī kuṇḍalinī bhavet

En la práctica, dos cosas son necesarias: *sarasvatī-cālana* (la elevación de *sarasvatī-nāḍī*) y contener el *prāṇa* (la respiración). Luego, a través de la práctica, *kuṇḍaliṇī*

> [la cual está enrollada] se endereza. (*Yoga-kuṇḍaliṇī Upaniṣad*, 1.8).

La evolución espiritual no es el resultado de una práctica, técnica, método o *sādhana*. Sin embargo, la práctica sistemática recomendada por el gurú no debe ser descuidada, porque a través de ella podemos crear la situación propicia para que algo de lo divino ocurra.

El despertar de la *kuṇḍalinī-śakti* puede ocurrir de varias maneras. La primera es un despertar natural que se da en personas que han practicado *sādhana* estricta en vidas pasadas. Cabe recordar que muchas almas se reencarnan reiteradas veces, tanto en nuestro planeta como en otros. Aquellos que experimentan un despertar espontáneo no deben asustarse, sino acercarse a un auténtico gurú que pueda otorgarles información acerca de este fenómeno.

Es posible despertar el fuego divino mediante mantras. En su proceso de solidificación, el *nāda* (sonido), que es la primera emanación de la *śakti*, se transforma en *bindu* (punto). Desde *bindu* procede el *bīja* (semilla), que es el nombre y vibración original de todo objeto. De esta manera, los mantras son estructuras de sonido que encierran la forma de *nāda* y, por ende, del poder creativo de Brahman. Los textos védicos en sánscrito emanan desde la semilla misma del lenguaje (*bīja*). A través de la práctica del mantra, es posible purificar los *nāḍīs*, la mente y el cuerpo, tanto físico como astral. Dicha purificación presenta las condiciones óptimas para el despertar del poder serpentino. Asimismo, la repetición de mantras (*japa*) afecta directamente a los chakras y perturba el sueño de *kuṇḍalinī* en el *mūlādhāra-cakra*.

Otra manera de despertar la poderosísima fuerza de la Madre en nosotros es a través del *tapasya*, o 'austeridades'. En la sociedad moderna, la mayoría de las personas viven para satisfacer sus caprichos sensuales. Desde el té o el café hasta las drogas, pasando por la televisión, las hamburguesas y el sexo, todo el mundo se esfuerza por disfrutar de sus sentidos. Este deambular tras el placer nos causa difusión mental y pérdida de energía y vitalidad. Austeridad implica permitirnos solo lo realmente necesario para vivir, lo que proporciona una gran tranquilidad interna y purifica los *nāḍīs*. La energía del *tapasya* perturba el dormir de la *kuṇḍalinī*.

La asociación con un maestro iluminado es una de las maneras más simples de despertar el poder serpentino. Si el gurú es realmente un *jīvan-mukta* (liberado en vida), poseerá la capacidad de canalizar el poder espiritual y transmitirlo a los aspirantes sinceros que se abran por completo. Esto se denomina *śakti-pāta*. El maestro puede despertar la *kuṇḍalinī-śakti* de una persona a través de una mirada, una palabra, el contacto físico o la simple cercanía y asociación.

La práctica más sencilla para despertar la *kuṇḍalinī* comienza enfocando la atención en el *mūlādhāra-cakra*, la cual acumula energía pránica en dicho centro. La presión y el calor ejercidos por la concentración de la energía vital son los agentes que despertarán el poder serpentino. Inmediatamente después de ser despertada, la *kuṇḍalinī* se desenrolla del *svayam-bhū-liṅga* y penetra en el *suṣumṇā-nāḍī*, el cual la *kuṇḍalinī* misma obstruía con anterioridad. Tal como lo confirma el *Yoga-cūḍāmaṇi Upaniṣad*:

brahma-dvāra-mukhaṁ nityaṁ
mukhenācchāya tiṣṭhati
yena dvāreṇa gantavyaṁ
brahma-dvāram anāmayam

> [La *kuṇḍalinī*] yace eternamente cerrando con su boca el pasaje a la puerta de Brahman (la conciencia que todo lo impregna). [Pasando] a través de ese pasadizo, uno se libera del sufrimiento al alcanzar la puerta de Brahman. (*Yoga-cūḍāmaṇi Upaniṣad*, 37).

Cuando la *kuṇḍalinī* comienza a despertar, uno experimenta un suave hormigueo por todo el cuerpo, que se expande desde los pies hacia arriba. Cabe señalar que despertar la *kuṇḍalinī* es muy diferente a elevarla. La elevación encierra una mayor dificultad, porque no depende solo de la práctica de ciertas técnicas, sino también de nuestro estado de pureza. Si bien muchos pueden despertar el poder serpentino, son menos los que logran elevarlo porque demanda mucha práctica, perseverancia, paciencia, pureza y una profunda transformación.

El ascenso de la *kuṇḍalinī-śakti*

Al igual que el mercurio sube en el termómetro hasta señalar la temperatura de nuestro cuerpo, la elevación de la *kuṇḍalinī-śakti* indica nuestro nivel espiritual. Tal como afirma mi amado *sannyāsa-guru*, Su Santidad Swami Jyotirmayānanda:

> La *kuṇḍalinī-śakti* funciona como un barómetro que indica el progreso espiritual y el nivel de conciencia en el ser humano. Así que, cuanto más ascienda la *kuṇḍalinī-śakti* por el *suṣumṇā*, más se integrará la personalidad. (*Yoga Integral*, capítulo 6).

La ascensión vertical del poder serpentino refleja nuestro desarrollo y evolución de conciencia. La *kuṇḍalinī* puede ascender solo después de haber trascendido los deseos de gratificación de los sentidos. Esta se elevará únicamente en aquellos con corazones puros y que están libres de apegos y pasiones.

El *Devī-gītā* se refiere a la ascensión de la *kuṇḍalinī* de la siguiente manera:

liṅga-bheda-krameṇaiva
bindu-cakram ca prāpayet
śambhunā tām parām śaktim-
ekī-bhūtām vicintayet

> Procede a perforar los emblemas místicos de acuerdo con su orden hasta alcanzar el *bindu-cakra*. Allí, esa Śakti suprema debe ser visualizada en unión con Śambhu (Śiva) como un solo ser. (*Devī-gītā* del *Devī-bhāgavatam*, 7.35.49).

tatrotthitāmṛtam yat tu
druta-lākṣā-rasopamam
pāyayitvā tu tāṁ śaktiṁ
māyākhyāṁ yoga-siddhidām

> En dicha unión, se produce el néctar de la inmortalidad, el cual fluye cual líquido rojo. Quien logra beber el néctar de *śakti*, llamado *māyā*, logra la unión perfecta. (*Devī-gītā* del *Devī-bhāgavatam*, 7.35.50).

El proceso de elevación de la *kuṇḍalinī-śakti* se describe en algunas escrituras como *liṅga-bheda*, o 'la perforación de los emblemas místicos', y en otras como *ṣaṭ-cakra-bheda*, o 'la perforación de los seis chakras'. La *kuṇḍalinī-śakti* asciende hasta el *sahasrāra-cakra* a través del *brahma-nāḍī* que se encuentra dentro del *suṣumṇā-nāḍī*. En su camino, penetra y perfora cada chakra, abraza los respectivos *liṅgas* (emblemas místicos) y se une con los *devas* de cada chakra absorbiendo su energía. En su proceso involutivo, la energía serpentina absorbe las 36 *tattvas*, o 'categorías de existencia', de las densas a las sutiles. Al alcanzar cada chakra, disuelve las correspondiente *tattvas*: los *karmendriyas* (órganos de la acción), los *jñānendriyas* (órganos cognitivos), los *mahā-bhūtas* (grandes elementos) y los *tan-mātras* (elementos sutiles).

Cabe aclarar que el shaivismo de Cachemira tiene una manera muy peculiar de asignar los cinco órganos de acción (*pañca-karmendriyas*) a cada chakra. Los clasifica según su sutileza y los asigna a los primeros cinco centros, desde el chakra más burdo (*mūlādhāra*) hasta el más sutil (*viśuddha*).

El proceso de elevación comienza en el *mūlādhāra-cakra* con la disolución de:

- *Mahā-bhūta*: *Pṛthivī*, o 'tierra'.
- *Karmendriya*: *Pāda*, o 'pies'.
- *Jñānendriya*: *Ghrāṇa*, o 'nariz'.
- *Tan-mātra*: *Gandha*, u 'olor'.

La poderosa corriente del fuego serpentino arrastra el olor hasta el *svādhiṣṭhāna-cakra* y procede a disolverlo junto con:

- *Mahā-bhūta*: *Āpas*, o 'agua'.
- *Karmendriya*: *Pāṇi*, o 'manos'.
- *Jñānendriya*: *Rasanā*, o 'lengua'.
- *Tan-mātra*: *Rasa*, o 'gusto'.

El gusto es arrastrado hasta el *maṇipūra-cakra*, donde se disuelve junto con:

- *Mahā-bhūta*: *Tejas*, o 'fuego'.
- *Karmendriya*: *Pāyu*, o 'ano'.
- *Jñānendriya*: *Cakṣu*, u 'ojos'.
- *Tan-mātra*: *Rūpa*, 'forma' o 'color'.

La forma es llevada hasta el *anāhata-cakra*, donde se disuelve junto con:

- *Mahā-bhūta*: *Vāyu*, o 'aire'.
- *Karmendriya*: *Upastha*, o 'genitales'.
- *Jñānendriya*: *Tvak*, o 'la piel'.
- *Tan-mātra*: *Sparśa*, o 'tacto'.

El tacto es llevado al *viśuddha-cakra* y allí se disuelve junto con:

- *Mahā-bhūta*: *Ākāśa*, o 'éter'.
- *Karmendriya*: *Vāk*, o 'boca'.
- *Jñānendriya*: *Śrotra*, o 'los oídos'.
- *Tan-mātra*: *Śabda*, o 'sonido'.

El sonido es llevado al *ājñā-cakra* para luego disolverse junto con la mente (*manas*) en la inteligencia universal (*mahat*). A su vez, *mahat* se disuelve en *sūkṣma-prakṛti* (naturaleza sutil), la cual se une a *para-bindu* (punto supremo) en el *sahasrāra-cakra*.

La disolución gradual de las letras significa la disolución de los pétalos que las sostienen y, por ende, el desmantelamiento de los chakras. Los primeros cinco chakras poseen *bījas*, que consisten en las semillas sutiles de los elementos que representan. Durante el ascenso, cada elemento emana y es disuelto en su *bīja* correspondiente.

- Cuando *kuṇḍalinī* está en el *mūlādhāra-cakra*, su elemento tierra emana y se disuelve en su *bīja Laṁ*.

- Cuando *kuṇḍalinī* llega al *svādhiṣṭhāna-cakra*, su elemento agua emana y se disuelve en su *bīja Vaṁ*. Entonces, *Laṁ* se disuelve en *Vaṁ*.
- Cuando *kuṇḍalinī* llega al *maṇipūra-cakra*, su elemento fuego emana y se disuelve en su *bīja Raṁ*. Entonces, *Vaṁ* se disuelve en *Raṁ*.
- Cuando *kuṇḍalinī* llega al *anāhata-cakra*, su elemento aire emana y se disuelve en su *bīja Yaṁ*. Entonces, *Raṁ* se disuelve en *Yaṁ*.
- Cuando *kuṇḍalinī* llega al *viśuddha-cakra*, su elemento éter emana y se disuelve en su *bīja Haṁ*. Entonces, *Yaṁ* se disuelve en *Haṁ*.

A medida que el poder serpentino asciende, se manifiestan cambios significativos en el carácter y la personalidad del *sādhaka*, que están relacionados con este proceso involutivo de la *kuṇḍalinī*. Junto con la disolución del elemento tierra en el agua, cesa toda influencia del primer centro sobre la mente. Desde ese momento, la mente se verá influida por las energías que interactúan en el *svādhiṣṭhāna-cakra*. Cuando *kuṇḍalinī* absorba el contenido energético del segundo centro y alcance el *maṇipūra*, el *svādhiṣṭhāna* dejará de influir en la mente y, por ende, en el carácter del aspirante. En este nivel, el *maṇipūra-cakra* influirá en la mente. Asimismo, cuando la *kuṇḍalinī* alcance el centro del corazón y absorba las energías del *maṇipūra*, el *anāhata-cakra* influirá en la mente. Al continuar ascendiendo, la *kuṇḍalinī* absorberá la energía del cuarto centro, siendo ahora las energías del *viśuddha* las que influyan en la mente. Al llegar el fuego divino en el quinto centro y consumir sus energías, *ājñā-cakra* influirá en la mente y la personalidad del aspirante. Finalmente, cuando la *kuṇḍalinī-śakti* alcance el *sahasrāra-cakra*, esta emergerá y se fusionará con Śiva.

Este sendero se denomina también *laya-yoga*, porque el yogui experimenta a nivel individual la misma disolución (*laya*) que acontece en el universo a escala macrocósmica. En este proceso involutivo llamado *laya-krama*, el *sādhaka* realiza su auténtica naturaleza que es completamente trascendental a dicha disolución.

Cabe señalar que esta vía yóguica no tiene monopolio sobre la elevación del poder serpentino, tal como lo confirma el *Haṭha-yoga-pradīpikā*:

sa-śaila-vana-dhātrīṇāṁ
yathādhāro 'hi-nāyakaḥ
sarveṣāṁ yoga-tantrāṇāṁ
tathādhāro hi kuṇḍalī

suptā guru-prasādena
yadā jāgarti kuṇḍalī
tadā sarvāṇi padmāni
bhidyante granthayo 'pi ca

> Así como la serpiente Śeṣa-nāga sustenta la tierra, las montañas y los bosques, *kuṇḍalinī* es el apoyo de todas las prácticas yóguicas. Por la gracia del gurú, esta durmiente *kuṇḍalinī* se despierta. Entonces, todos los lotos [en los seis chakras] y nudos (*granthis*) se abren. (*Haṭha-yoga-pradīpikā*, 3.1-2).

Es un error creer que el poder serpentino se eleva y alcanza el *sahasrāra-cakra* solo en los adeptos al sendero del *kuṇḍalinī-yoga*. Todo *sādhaka* que realiza la conciencia pura a través de un sendero espiritual experimenta el mismo fenómeno; de la misma manera que un médico, que conoce a la perfección el sistema auditivo, y un analfabeto, que ignora cómo funciona, ambos, poseen igual capacidad para oír. No es el conocimiento teórico intelectual lo que despierta los chakras, sino la pureza.

Antes de que la *kuṇḍalinī-śakti* llegue al tercer chakra, las experiencias no pueden ser consideradas progresos auténticos. La *kuṇḍalinī* puede subir en muchas ocasiones hasta el *svādhiṣṭhāna* y volver a descender. Solo después de alcanzar el tercer centro podemos estar seguros de que el fuego divino no retrocederá, pero nunca antes.

La elevación del poder serpentino no es solo la ascensión de una energía, sino que se trata de nuestra propia elevación; es decir, que cuando Śakti se une con Śiva, es nuestro aspecto personal el que se funde con lo universal. *Amṛta*, o 'el néctar de la inmortalidad', emana desde esta fusión de lo femenino con lo masculino. Beber ese néctar no nos salvará de la muerte, sino que nos despertará a la realidad de que la muerte no existe.

Así como nuestra visión se va aclarando al amanecer a medida que el Sol se eleva en el horizonte, nuestra percepción gradualmente se agudiza con el ascenso de la *kuṇḍalinī-śakti*. A medida que el poder serpentino se eleva, podemos ver más allá de lo superficial y, poco a poco, percibimos mayor integración. En su camino hacia los centros más elevados y sutiles, la *kuṇḍalinī* va purificando los diferentes cuerpos y envolturas y nos revela espacios y dimensiones ocultos, hasta que la individualidad se disuelve en el Todo.

Cuando el poder serpentino perfora y penetra cada chakra, uno obtiene acceso a dimensiones que generalmente permanecen ocultas tras nuestro excesivo apego a la realidad dual. A medida que el fuego divino alcanza cada chakra, podemos acceder a una visión fresca de la vida. El ascenso que ocurre en este proceso se asemeja a subir a un rascacielos: la visibilidad del paisaje mejorará cuanto más alto subamos.

En la mayoría de los seres humanos, el poder serpentino yace dormido, o se mueve solo en los chakras inferiores; su nivel de conciencia es materialista y terrenal, y su vida está dominada por los distintos tipos de placeres sensoriales. Sin embargo, existe una gran diferencia entre un chakra abierto y uno despierto. Los chakras pueden estar abiertos, pero no necesariamente despiertos. Un chakra está abierto cuando está activo y funciona normalmente; tanto la entrada como la salida de energía mantienen los niveles adecuados, y gira en el sentido de las agujas del reloj. Si gira al revés, significa que está obstruido, bloqueado o cerrado. Un centro energético está despierto solo cuando la *kuṇḍalinī-śakti* lo ha perforado y ha absorbido su *prāṇa-śakti* y la energía de su *deva*.

Mientras la *kuṇḍalinī* esté debajo del quinto centro, aún podremos hablar y comunicarnos con nuestros semejantes; pero cuando ascienda por encima del quinto, la experiencia trascenderá la verbalización y, por lo tanto, será indescriptible. En el sexto centro, espera Bhagavān, que es la divinidad con cualidades en su aspecto personal. La fusión (*ekī-bhūta*) de Śiva y Śakti solo ocurre cuando el poder divino de la serpiente alcanza el séptimo centro (*sahasrāra-cakra*). Solo entonces, uno es bendecido con el estado de supraconciencia, en el cual el ego se trasciende y se realiza el amor universal. Se experimenta la muerte a la realidad relativa de nombres y formas, junto con la completa evaporización de las diferencias entre sujeto y objeto. Alcanzar el centro de la coronilla es perder por completo la personalidad separada y fusionarse con el océano infinito de *sac-cid-ānanda*, o 'existencia, sabiduría y dicha absolutas'.

La *kuṇḍalinī* es comparada con una serpiente, una criatura que en general no ataca sin motivo. Sin embargo, puede ser muy peligrosa si se la perturba durante su descanso. De igual forma, no es recomendable intentar despertar la *kuṇḍalinī* sin la guía adecuada y sin estar debidamente preparados. Estos intentos prematuros pueden causar irreparables daños físicos y mentales. Por este motivo, la *sādhana* recomendada por un maestro experto cumple un rol tan importante en esta vía.

El proceso al cual apunta el *kuṇḍalinī-yoga* consiste en un desplazamiento desde la diversidad hacia la fuente única. El avance en este proceso determinará el estado de conciencia del individuo. La transformación en el ámbito de la conciencia consiste en una expansión de la personalidad contraída que es el ego.

Desde el punto de vista relativo o dual, percibimos la dicotomía de la vida: espíritu y naturaleza, sujeto y objeto, Brahman y Śakti... La elevación de *kuṇḍalinī* deriva en una experiencia donde toda polaridad desaparece, para emerger como la naturaleza absoluta que yace tras la multiplicidad.

La ascensión de la energía divina nos conduce a una vida de dicha en la cual dejamos de percibirnos como algo o alguien separado de la existencia. Se produce la elevación de la naturaleza humana en pos de un reencuentro y fusión con el espíritu único. El despertar de la *kuṇḍalinī* es nuestro despertar, es abrir nuestros ojos a la realidad.

El descenso de la *kuṇḍalinī-śakti*

Con relación al descenso de la *kuṇḍalinī*, leemos en el *Devī-gītā*:

ṣaṭ-cakra-devatās tatra
santarpyāmṛta-dhārayā
ānayet tena mārgeṇa
mūlādhāram tatḥ sudhīḥ

Satisfaciendo a las deidades que presiden los seis centros mediante el ofrecimiento del fluir descendiente del néctar, una persona sabia la guiará [a la *kuṇḍalinī*] de regreso por el mismo camino al centro de la raíz [*mūlādhāra*]. Para el placer de los dioses que residen en los seis chakras, lleva ese néctar a cada uno de ellos por el camino inverso hasta alcanzar el *mūlādhāra*. (*Devī-gītā* del *Devī-bhāgavatam*, 7.35.51).

Cuando el yogui bebe de dicho nectar, experimenta el éxtasis de la dicha infinita. Tal como lo confirma el *Śāradā-tilaka Tantra*:

udyantīṁ samupāsmahe nava-java-sindūra sandhyāruṇām
sāndrānanda sudhā-mayīṁ para-śivaṁ prāptāṁ parāṁ devatām

gamanāgamaneṣu lāṅghikī sā tanuyād-yoga-phalāni kuṇḍalī
muditā-kula kāma-dhenur eṣā bhajatāṁ kāṅkṣita kalpa-vallarī

Meditamos en la diosa divina (Parā-devatā), que está lista para moverse, que es muy ágil, cuyo *tilaka* es rojo como el alba, que está repleta con exceso de dicha

> a causa del néctar (*suddhā*) y que alcanzó al Señor Para-śiva.
>
> Que la *kuṇḍalinī*, que es rápida en sus movimientos (transportaciones), que cuando es complacida es [como] Kāma-dhenu (una vaca mítica celestial que otorga todos los deseos) y que es [como] *kalpa-vṛkṣa* (el árbol de los deseos) para los que se le acercan, [nos] extienda todos los frutos del yoga. (*Śāradā-tilaka Tantra*, 25.67-68).
>
> *mūle bhāle hṛdi ca vilasad varṇa-rūpā savitrī*
> *pīnottuṅga-stana-bharaṇa-man-madhya-deśā maheśī*
> *cakre cakre galita-sudhayā sikta-gātrā prakāmaṁ*
> *dadyādādyā śriyam avikalāṁ vāñmayī devatā vaḥ*
>
> Bien humedecida con rezumante néctar mientras pasa a través de los chakras, que la diosa Sarasvatī (Savitrī), la gran señora, la diosa en forma de palabras, quien está en la forma de las letras que brillan en la base, en la frente y en el corazón, que es la otorgadora [de conocimiento], cuya parte media se dobla por el peso de los senos carnosos y nobles, que profusamente se humedece por el néctar celestial que fluye de cada chakra, ahora te confiera prosperidad intacta. (*Śāradā-tilaka Tantra*, 25.72).

Por lo general, al referirse a la *kuṇḍalinī* se enfatiza su ascenso desde el primer centro hasta el séptimo. Sin embargo, su descenso no es menos importante. Hay quienes creen que después de alcanzar los centros superiores, la *kuṇḍalinī* no vuelve a descender. Quien no comprenda el descenso del fuego serpentino no logrará entender al iluminado que actúa en lo mundano y terrenal.

Después de la subida de la *kuṇḍalinī*, esta emerge con Śiva y se produce la fusión de *Puruṣa* y *prakṛti*, que erradica la experiencia de la dualidad. Después de la fusión de Śiva y Śakti, estos permanecen unidos en el *bindu*, el cual posteriormente se divide en dos para que la *kuṇḍalinī* descienda atravesando el mismo camino por el cual ascendió. El ascenso es solo de la *kuṇḍalinī*, desde el primer centro hasta el séptimo. Sin embargo, el descenso es tanto de la *kuṇḍalinī* como de Śiva. El Śāradā-tilaka Tantra se refiere al descenso del fuego divino de la siguiente manera:

mūlon nidra bhujaṅga-rāja
mahiṣīṁ yāntīṁ suṣumṇāntaraṁ
bhitvādhāra samūham āsu
vilasat saudāminī sannibhām
vyomāmbhoja gatendu-maṇḍala
galad divyāmṛtaugha-plutaṁ
sambhāvya sva-gṛhaṁ gatāṁ
punar imāṁ sañcintayet kuṇḍalīm

Cuando se despierta la *kuṇḍalinī* y se aleja del *mūlādhāra* hacia arriba como un relámpago por el canal de *suṣumṇa*, perfora los seis chakras a medida que sube. Cuando llega al *sahasrāra*, se une con su Señor, Paraśiva. Luego, regresa a su morada en el *mūlādhāra*. (*Śāradā-tilaka Tantra*, 25.64).

Todo aquel que vive su vida de manera extrovertida, esforzándose por dinero, poder, sexo, disfrute y placeres es considerado un ser materialista, mientras que quien vive una vida de introspección, tranquilidad y quietud es considerado espiritual. El materialista se mueve solo dentro del terreno de los tres primeros centros, que pertenecen a lo externo. Mientras los únicos chakras abiertos sean los tres primeros, continuaremos manifestando un carácter superficial, ya que este trío de chakras funciona solo con relación a la subsistencia.

La persona considerada espiritual aspira a los tres chakras superiores, que son introspectivos y subjetivos; su dirección es hacia lo profundo de su interior. El conflicto entre el materialismo y la espiritualidad fractura al ser humano. Deseamos ser más espirituales, lo cual nos conduce a reprimir o abandonar lo material. Creemos que la represión de los chakras inferiores nos conducirá a ser santos y a movernos solo en el trío de los centros superiores. Sin embargo, en el ser iluminado funcionan todos los chakras, tanto los considerados bajos como los elevados. Después de su unión con Śiva, el poder serpentino reconstruirá todo el sistema chákrico, pero esta vez Śakti no desciende sola, sino junto con Śiva. Entonces, los chakras funcionarán en perfecto equilibrio y en armonía entre el espíritu y la materia. Un verdadero ser religioso es tanto introvertido como extrovertido, es tanto materialista como espiritual, porque ha realizado la totalidad y, por ende, carece de conflictos.

Antes del ascenso del poder de la serpiente, la mente ordinaria ejerce su dominio sobre los individuos. Con el regreso de la *kuṇḍalinī*, será la conciencia trascendental misma la que se exprese a través de nosotros. Al elevarse la *kuṇḍalinī* y fundirse con Śiva, desaparece la personalidad. La vuelta de *kuṇḍalinī* y

Śiva marca el florecimiento de la individualidad.

La personalidad es una creación de la sociedad, armada con diferentes elementos externos; no es una unidad orgánica, no es integral; está fabricada como un reloj, una radio, un automóvil o cualquier aparato mecánico. La personalidad es una colección de tornillos de una gran diversidad de cabezas. Por su parte, la individualidad es una flor que proviene desde lo profundo de la existencia. La personalidad es una experiencia de separación, de desconexión de lo que nos rodea, mientras que la individualidad trae consigo la experiencia de una profunda comunión con todo y todos. Tras el descenso de la *kuṇḍalinī*, se vive en un estado completamente diferente de conciencia. Se vive en un mundo, pero sin pertenecer a él.

Sección II - Los chakras, sus funcionamientos y características

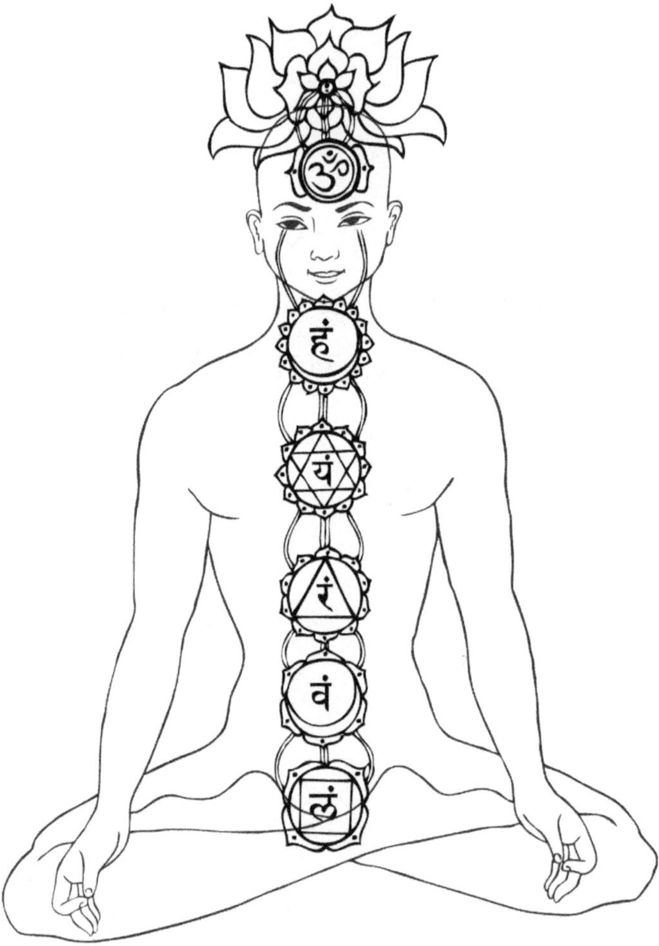

Los siete chakras y sus principales *nāḍīs*

Primer chakra: *Mūlādhāra-cakra* o 'chakra raíz'

El *Śiva Saṁhitā* se refiere al primer centro de la siguiente manera:

gudād dvay-aṅgulataś cordhvaṁ
meḍhraikāṅgulatas tvadhaḥ
evaṁ cāsti samaṁ kandaṁ
samantāc catur-aṅgulam

Dos dedos por encima del recto y dos dedos por debajo del *liṅga*, con cuatro dedos de ancho es un espacio como una raíz bulbosa. (*Śiva Saṁhitā*, 5.56).

paścimābhimukhīḥ yonir guda-meḍhrāntarālagā
tatra kandaṁ samākhyātaṁ tatrāste kuṇḍalī sadā
saṁveṣṭya sakalāṁ nāḍīḥ sārddha-tri-kuṭilākṛtiḥ
mukhe niveśya sā pucchaṁ suṣumṇā-vivare sthitā

En este espacio está el *yoni*, con su cara hacia atrás; ese espacio se llama la raíz; allí habita la diosa Kuṇḍalinī. Rodea todos los *nāḍīs* en tres vueltas y media, y reposa en el hueco del *suṣumṇā* agarrando su cola en su propia boca. (*Śiva Saṁhitā*, 5.57).

El primer centro en el ser humano es el último para el reino animal. En el *mūlādhāra-cakra* culmina lo bestial y comienza lo humano. Aquí yace enroscada la *kuṇḍalinī-śakti*, que es el potencial divino del individuo.

suptā nāgopamā hy eṣā
sphurantī prabhayā svayā
ahivat sandhi-saṁsthānā
vāg-devī bīja-sañjñikā

> Duerme allí como una serpiente y es luminosa por su propia luz. Vive entre las articulaciones como una serpiente; es la diosa del habla y se llama la semilla (*bīja*). (*Śiva Saṁhitā*, 5.58).

Por lo tanto, no sorprende que en un principio la práctica se concentre mayormente en este centro. El *mūlādhāra-cakra* está asociado a nuestra supervivencia corpórea, así como a nuestra relación con la naturaleza física. Está íntimamente relacionado con el sexo como el medio para procrear y continuar la especie. Debido a su vínculo con los mecanismos instintivos, propicia el comportamiento mecánico y los hábitos inconscientes que son esenciales para nuestra supervivencia.

Desde este centro obtenemos la energía vital necesaria para afrontar los peligros que nos amenazan o eludirlos. Asimismo, adquirimos la disciplina para asumir las limitaciones imprescindibles a fin de preservar buenas condiciones físicas. Aunque se trate del más básico de los chakras, no debe ser subestimado como un centro inferior o de menor importancia. A medida que avanzamos espiritualmente, nuestra conexión con el primer chakra adquiere mayor importancia. Es aquí donde yace el *brahma-granthi*, o 'el nudo de Brahmā'. El primer y séptimo centro constituyen dos polaridades que conforman una sofisticada estructura energética.

Las deficiencias en el funcionamiento de este centro nos convierten en personas poco realistas e irresponsables. Algunos síntomas de un *mūlādhāra* cerrado son las huidas infantiles hacia mundos de hadas y duendes en nombre de la religión y la espiritualidad. Pero el verdadero desarrollo trae consigo una percepción más clara del mundo, la vida, nosotros mismos y la realidad, y nunca una huida o una evasión.

Swami Pūrṇānanda menciona algunos de los beneficios de meditar en este centro:

dhyātvaitan mūla-cakrāntara-vivara-lasat-koṭi-sūrya-prakāśaṁ
vācām īśo narendraḥ sa bhavati sahasā sarva-vidyā-vinodī
ārogyaṁ tasya nityaṁ niravadhi ca mahānanda-yukto'ntarātmā
vākyaiḥ kāvya-prabandhaiḥ sakala-sura-gurūn sevate ṣuddha-śilaḥ

> Meditando en ella [*kuṇḍalinī*] que brilla dentro del *mūlā-cakra*, con el lustre de diez millones de soles, una persona rápidamente se vuelve el señor de la palabra, el monarca entre los seres humanos y un adepto a todo tipo de aprendizaje. Se libera eternamente de todas las enfermedades y su espíritu interior se llena de gran regocijo. Con disposición purificada por sus palabras profundas y poéticas, sirve a los principales *devas*. (*Ṣaṭ-cakra-nirūpaṇa* por Swami Pūrṇānanda, 13).

Lista de propiedades del *mūlādhāra-cakra*

Significado del nombre: La palabra sánscrita *mūlā* significa 'fundación', 'raíz', 'base' o 'soporte', y la palabra *ādhāra* significa 'substrato'. Como sugiere su nombre, al ser el *ādhāra-cakra* (el chakra base), este centro representa los cimientos de nuestra existencia física y el fundamento del sistema chákrico en su totalidad.

Nombres alternativos del chakra: Adquiere otros nombres dentro de la terminología tántrica: *adhara* (el chakra inferior), *brahma-padma* (el loto de Brahmā), *bhūmi-cakra* (el chakra del suelo), *catur-dala* (el de los cuatro pétalos), *catuḥ-patra* (el de las cuatro hojas), *mūlādhāra* (la base inferior), *mūla-cakra* (el chakra raíz), *mūla-padma* (el loto fundamental). En los Vedas y los *upaniṣads*, se menciona bajo los siguientes nombres: *ādhāra*, *brahma*, *mūlādhāra*, *mūla-kanda* (la raíz bulbo); y dentro de la terminología puránica, como *ādhāra* o *mūlādhāra*.

Ubicación: El *mūlādhāra-cakra* se encuentra en la base misma de la columna vertebral, entre el ano y el origen de los genitales. Como señala el *Śiva Saṁhitā* (5.56), está ubicado en la intersección de los *nāḍīs suṣumṇā*, *iḍā* y *piṅgalā*.

Kṣetram: Base de la columna vertebral.

Deidades que lo presiden o *devas*: Brahmā y Gaṇeśa.

Brahmā es la primera deidad del *tri-mūrti*, el creador del universo que nace desde una flor de loto, la cual emerge del ombligo del Señor Viṣṇu. Brahmā, cuyo nombre literalmente significa 'evolución' o 'desarrollo', es el *deva* de las cuatro cabezas, las cuales están dirigidas hacia los cuatro puntos cardinales o *catur-loka*; estas lucen unas barbas blancas como símbolo de sabiduría. Cada una de sus bocas recita uno de los sagrados Vedas. Tiene cuatro brazos, en los cuales sostiene un rosario (*mālā*), el texto con los Vedas (*pustaka*), un recipiente con agua utilizado para crear la vida (*kamaṇḍalu*) y una flor de loto (*padma*). Sus esposas son Sarasvatī, la diosa del conocimiento, la ciencia y las artes, y Sāvitrī —llamada también Gāyatrī—, la hija del dios del Sol, Vivasvan o Savitṛ. El Señor Brahmā reside en Brahma-loka, situado en la cumbre del monte Meru, en la cordillera Gandhamādana de los Himalayas. El vehículo con el cual se desplaza a través del universo es un cisne o *haṁsa*.

Gaṇeśa es el sagrado dios con cabeza de elefante, hijo de Śiva y de Pārvatī. Gaṇeśa es el dios de la inteligencia y de las letras. Es considerado el gran liberador de los obstáculos y, por ello, es auspicioso invocarle antes de toda actividad o viaje. Fue elegido como el líder de los vigilantes del Señor Śiva y de ahí sus nombres Gaṇeśa (Gaṇa-īśa, o 'vigilante del Señor') y Gaṇa-pati (el Señor de las tropas o *gaṇas*). La historia del Señor Gaṇeśa se narra en el *Śiva Purāṇa*, *Rudra Saṁhitā*, capítulos 13-18. Cuando nació Skanda, el primogénito de la diosa Pārvatī y el Señor Śiva, el éxtasis de Pārvatī fue tan intenso que sus senos derramaron leche sagrada. Con esta nectárea leche y pasta de sándalo, con la cual untaba su cuerpo, ella procedió a moldear a su segundo hijo. Lo llamó Gaṇeśa y lo designó como su guardaespaldas personal y el protector del palacio. El niño se tomó la orden de su madre tan al pie de la letra que cuando el Señor Śiva mismo llegó al palacio, trató de impedir que entrara. Śiva se encolerizó tanto que decapitó a Gaṇeśa. Al enterarse de la tragedia, Pārvatī en su desesperación amenazó con la destrucción del universo entero. Para tranquilizar a su esposa en semejante situación, Śiva le prometió decapitar al primero que apareciera y trasplantar su cabeza a su hijo. Apareció un afortunado elefante que fue decapitado y su cabeza fue trasplantada al niño.

Diosa o *devī*: Ḍākinī es la diosa y la *śakti* (poder) de este chakra; es una de las ayudantes fieles de la diosa Kālī. Sus ojos son brillantes y muy rojizos, su rostro posee la belleza de la Luna y su cuerpo es luminoso. Cuenta con cuatro brazos, en los cuales lleva un cráneo (*kapāla*), un tridente, una espada y un escudo.

Elemento o *tattva*: El elemento correspondiente al primer chakra es la tierra o *tattva-pṛthvī*, que se expresa en nuestra manera de relacionarnos con la realidad física percibida a través de nuestros sentidos. Las características esenciales del elemento tierra son la estabilidad, la solidez y la lentitud. Toda estructura sólida, tanto en el universo como en nuestro cuerpo, es una expresión del *tattva-pṛthvī*: desde las rocas, las montañas y los planetas, hasta nuestros huesos, cartílagos, piel, músculos, tendones, uñas y dientes. Cada elemento influye psicológicamente, de manera positiva o negativa, en su respectivo chakra. Si la influencia psicológica de la tierra es negativa, nos será muy difícil aceptar nuevas ideas o puntos de vista. Nuestra mente adquirirá la solidez de una roca, estancándonos en conceptos y conclusiones. Si la influencia es positiva, disfrutaremos de madurez, firmeza y consistencia.

Color del chakra: Rojo.

Color del *tattva*: Amarillo.

Poder asociado con este centro: La concentración sobre este chakra despierta el conocimiento acerca de la *kuṇḍalinī* en todos sus diferentes aspectos, así como los medios para despertarla.

Simbolismo esotérico del chakra:

Número de pétalos: Cuatro.
Mantras de los pétalos: *Vaṁ*, *Śaṁ*, *Ṣaṁ* y *Saṁ*.
Mantra del chakra: *Laṁ*.

Figura del *maṇḍala*: Cuadrado.

Animal del chakra: El movimiento de la energía vital en el primer centro es pesado y muy lento, y por eso su símbolo es el elefante blanco Airāvata, que es el vehículo de Indra, el dios de la guerra, de la atmósfera, del cielo visible, del rayo y de la tormenta. El color blanco representa la nube desde la cual el dios Indra provoca la lluvia.

Plano o *loka*: El *mūlādhāra-cakra* pertenece al *bhūr-loka*, o 'el plano terrenal físico', donde habitamos los seres humanos.

Elemento sutil o *tanmātra*: *Gandha*, u 'olor'. La información captada por el olfato pasa desde el bulbo olfatorio a otras estructuras del sistema límbico. Este consiste en una red de estructuras cercana a la parte media del cerebro, conectada con el sistema nervioso central. Estas estructuras actúan conjuntamente y afectan a las emociones, la motivación, la memoria, etcétera. Por esta razón, es muchísimo más fácil recordar olores y perfumes que imágenes o sonidos. Aunque la mayoría de las personas cree erróneamente que los inciensos y aceites perfumados que se emplean en las ceremonias védicas están destinados a satisfacernos con un aroma agradable, en realidad su propósito es netamente espiritual. Los inciensos se elaboran con aromas que inducen a estados anímicos propicios a la contemplación, introspección, concentración y meditación. Ya que este arte védico está casi olvidado en nuestros días, he fundado Prabhuji's Gifts con la finalidad de distribuir inciensos no solo como perfumes agradables, sino como aromas que facilitan la meditación.

Glándula: En el plano físico, el *mūlādhāra-cakra* ejerce su control sobre las glándulas suprarrenales, y sobre los sistemas circulatorio y excretor. Está también íntimamente relacionado con el esqueleto, los dientes, las uñas y el cabello.

Órgano sensorio o *jñanendriya*: Nariz (*ghrāṇa*) para oler (*ghranendriya*).

Órgano de acción o *karmendriya*: Ano (*pāyu*) para la excreción (*pāyvindriya*). Según el shaivismo de Cachemira: pies (*pāda*) para la locomoción (*pādendriya*).

Conducto energético o *nāḍī*: *Alambusā*.

Bioelemento o *doṣa*: *Kapha* (elemento acuoso).

Aire vital o *vāyu*: *Apāna*.

Envoltura o *kośa*: *Anna-maya*, o 'el cuerpo físico burdo'.

Piedras: Calcita, calcopirita, crisoprasa, cuarzo amatista, diamante, granate, jaspe rojo, ónix, perla, siderita, cuarzo transparente, cuarzo ahumado, rubí, turmalina negra, granate, pirita, ópalo, obsidiana, hematites y ágata fuego.

Aroma: Sándalo.

Aceites de aromaterapia: Ciprés, mirra, pachuli, almizcle, cedro y lavanda.

Planeta o *graha*: Maṅgala, o 'Marte'.

Posturas recomendadas o *āsanas*: El triángulo (*trikoṇāsana*) y la pinza vertical (*pāda-hastāsana*).

Chakras secundarios relacionados con el *mūlādhāra-cakra*: *Rudrā, carcikā, rudra-cāmuṇḍā, siddha-cāmuṇḍā, siddha-lakṣmī, siddha-yogeshwarī, rupa-vidyā, śyāmā, dhanturā, tārā, ṣodaśī, bhatravī, cinnamastā, dhūmavatī, bagalā, mātaṅgī* y *kamalā*.

Funcionamiento equilibrado del chakra: Si el funcionamiento del *mūlādhāra-cakra* es normal, experimentaremos un intenso deseo de vivir. Este primer centro está sumamente vinculado a la confianza, nuestra relación con el dinero, el hogar y el trabajo. También influye en nuestra capacidad de mantenernos firmes y de nutrirnos. Si este centro está abierto, nos permite analizar con lucidez las situaciones que la vida nos presenta. Además, experimentamos una gran fuerza de voluntad, constancia, capacidad de renovación, y nos sentimos muy unidos a la naturaleza. Una conexión adecuada con el primer centro nos mantiene situados correctamente en la realidad física, con espíritu de lucha y herramientas indispensables para nuestro desarrollo en el mundo.

Funcionamiento desequilibrado del chakra: Los síntomas característicos son inseguridad, tensión, miedo, paranoia, preocupación exagerada, desconexión de la realidad, y hasta una sensación de amenaza contra la supervivencia. Algunos de los síntomas, a nivel fisiológico, vinculados con el desequilibrio de este centro son la pereza, la debilidad en las piernas, los problemas en la columna vertebral, dientes, encías, huesos, articulaciones y circulación de la sangre. La hiperactividad del chakra nos inducirá a comer en exceso; y cuando se halle cerrado perderemos el apetito. La hiperactividad en este centro se expresa también como una dificultad para aceptar otros puntos de vista y renovar las ideas, excesivo apego a lo material, obsesión por la rutina y una exagerada búsqueda de seguridad. Generalmente, quien desea seguridad se esfuerza por mantener una vida rutinaria, moverse en un entorno conocido y pintar el presente con los colores del ayer. Para quien persigue seguridad, el presente se muestra como una verdadera amenaza. Su deseo de rutina le hace conformarse con una vida que solo gira alrededor de acciones como comer, dormir, aparearse y protegerse. La necesidad de seguridad crea enemistad y rechazo hacia todo aquel que amenace la rutina, ya sea a nivel físico, mental o espiritual.

Yantra: El *yantra* que representa el *mūlādhāra-cakra* posee cuatro pétalos cuyas letras son *Vaṁ*, *Śaṁ*, *Ṣaṁ* y *Saṁ*. La vibración del centro mismo o su *bīja* se representa con la letra *Laṁ*. Dentro yace un cuadrado amarillo, color que simboliza el elemento tierra. En la parte baja del cuadrado se encuentra un triángulo que apunta hacia abajo, con un *yoni* que simboliza a *śakti*, la femineidad, y un *liṅga* que simboliza a Śiva, la masculinidad.

मूलाधार चक्र

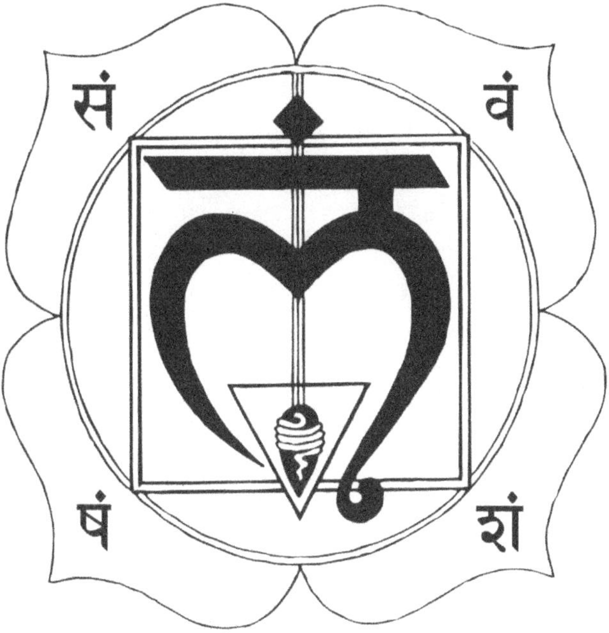

Yantra del *mūlādhāra-cakra*

Segundo chakra: *Svādhiṣṭhāna-cakra* o 'chakra del sacro'

tasmin dṛṣṭe mahā-yoge
yātāyāto na vidyate
sva-śabdena bhavet prāṇaḥ
svādhiṣṭhānaṁ tad-āśrayaḥ

svādhiṣṭhānāśrayād asmān
meḍhram evābhidhīyate
tantunā maṇivat proto
yo 'tra kandaḥ suṣumnayā

Experimentando que, en el más elevado estado de yoga, uno no permanece (no hay rastro de) en el ir y venir (el ciclo de nacimientos y muertes). Por la palabra *Ser*, se entiende el *prāṇa* (fuerza vital), y *svādhiṣṭhāna* toma el lugar del *prāṇa*. Debido a su ubicación, *svādhiṣṭhāna* es también conocido como *meḍhra*. Ese punto, que es la raíz del *suṣumṇā*, es como gemas engarzadas. (*Yoga-cūḍāmaṇi Upaniṣad*, 11-12).

Atha svādhiṣṭhāna cakravivaraṇam:
Dvitīyantu sarojaṁ ca liṅgamūle vyavasthitam
bādilāntaṁ ca ṣaḍvarṇaṁ paribhāsvaraṣaddalaṁ
svādhiṣṭhānābhidham tat tu paṅkajaṁ śoṇa-rūpakam
bālākhyo yatra siddho' sti devī yatrāsti rākiṇī

> El segundo chakra está situado en la base de los genitales. Tiene seis pétalos designados por las letras *ba, bha, ma, ya, ra, la*. Su tallo se llama *svādhiṣṭhāna*; el color del loto es rojo sangre; el adepto que lo preside es Bāla y su diosa es Rākiṇī. (*Śiva Saṁhitā*, 5.75).

Los dos primeros centros están íntimamente vinculados con el subconsciente (*citta*), que es el almacén donde residen nuestros karmas individuales y colectivos. La diferencia reside en que la esfera subconsciente se expresa de manera activa en el *mūlādhāra*, mientras que en el *svādhiṣṭhāna* yace en estado sutil o potencial. Cuando solo el *mūlādhāra-cakra* funciona equilibradamente, nuestra actitud hacia quienes nos rodean es defensiva y utilitaria; estamos siempre dispuestos a luchar y competir con el propósito de asegurar nuestras necesidades básicas. Pero cuando el *svādhiṣṭhāna-cakra* también se abre, tenemos en cuenta las necesidades de nuestros semejantes, que dejan de ser solo «otros» para adquirir el papel de familiares, amigos, vecinos, compañeros, compatriotas, etcétera.

Si solo el primer centro permanece abierto, nuestro interés se limitará a suplir las necesidades básicas y a mantener nuestro cuerpo físico. Pero si nuestro *svādhiṣṭhāna-cakra* también funciona, además de resolver problemas de supervivencia, experimentaremos placer y disfrutaremos de nuestras posesiones.

En este chakra percibimos placer, pero, debido a que su elemento es el agua, corremos el riesgo de degradarnos, ya que todo líquido fluye solo hacia abajo. El *sanātana-dharma* no condena el sentir placer, sino el perseguirlo de manera obsesiva. Podemos evitar grandes peligros si comprendemos la esclavitud que implica la adicción a los disfrutes terrenales. Transformar la búsqueda de placer en nuestra forma de vida da nacimiento a hábitos adictivos que coartan nuestra libertad y obstaculizan la dicha. Todo goce mundano nos deja con la sensación de que, aunque disfrutamos, no somos dichosos. De esta manera, caemos en la adicción al tratar de aumentar constantemente la dosis de deleite.

Es importante comprender que el disfrute no es sinónimo de dicha, sino todo lo contrario. Por ejemplo, un adicto al alcohol puede disfrutar bebiendo, pero su vida es digna de compasión; un drogadicto experimenta placer, pero su vida es un infierno. El disfrute solo ofrece felicidad, lo cual no es más que lo contrario del sufrimiento. La búsqueda de placer nace desde la pena y la tristeza; consiste solo en una reacción al sufrimiento, en un esfuerzo por huir del dolor.

La adicción a los placeres mundanos produce miopía mental, emocional y espiritual. La dependencia de los goces terrenales nos impulsa a justificar nuestras debilidades ante nosotros mismos mediante una cosmética interior. Dibujamos una versión distorsionada de la realidad y juzgamos a los demás según nuestro dibujo: quienes nos advierten del peligro de las adicciones son personas desagradables, y quienes las justifican son nuestros amigos, aunque cigarrillos, alcohol o drogas atenten contra nuestra salud y bienestar. Sin embargo, tras la búsqueda de placer yace el hambre de Dios, y esta no se aplaca incrementando la satisfacción sensual, sino experimentando la dicha absoluta, que no pertenece a la realidad dual y que no posee contraparte. Sin renuncia, la inocencia no puede florecer. La adicción al disfrute sensual nos quita la inocencia y cercena nuestra integridad ética y moral.

En lugar de esforzarnos por obtener placer, el sagrado *Bhagavad-gītā* nos sugiere mirar hacia lo alto y abrirnos a la dicha:

viṣayā vinivartante
nirāhārasya dehinaḥ
rasa-varjaṁ raso 'py asya
paraṁ dṛṣṭvā nivartate

> Los objetos de los sentidos se apartan de quien se abstiene de ellos, pero no el deseo de disfrutarlos. Sin embargo, hasta ese deseo se pierde en quien ha experimentado al supremo. (*Bhagavad-gītā*, 2.59).

El *Gītā* no promueve reprimir, sino sublimar el disfrute mundano. El placer que nos otorgan los objetos puede ser trascendido con toda naturalidad al saborear un gusto superior, el sabor del Ser. La renuncia no es una lucha contra nosotros mismos, ni el resultado de la destrucción de nuestras pasiones, sino una consecuencia de nuestra elevación. Pasamos de la infancia a la adolescencia de manera natural, sin la necesidad de reprimir nuestra infancia. Asimismo, dejamos de jugar con juguetes mundanos al alcanzar madurez espiritual. Cuando experimentamos la dicha divina, la represión es innecesaria porque lo que antes nos atraía, ahora carece de brillo. En ese estado, el encanto del placer mundano desaparece y decae sin esfuerzo alguno por nuestra parte.

Por otra parte, tanto el *mūlādhāra* como el *svādhiṣṭhāna* están vinculados con la sexualidad. Pero mientras el primero se remite a la función procreativa, el segundo se relaciona con el erotismo y la sensualidad. Este es un chakra tántrico por excelencia, en el cual encontramos deseo, erotismo, placer, pasión, imaginación y creatividad. Aquí nace nuestro deseo de sentirnos atractivos y deseados.

En general, la adicción al sexo es un síntoma de un segundo centro bloqueado. En otras palabras, si deseamos superar la adicción al sexo, será más importante abrir el segundo centro que imbuirnos en una lucha represiva contra nuestra sexualidad. El sexo se vuelve adictivo si su única función es brindar una satisfacción o placer físico momentáneo.

Podemos adoptar tres posiciones diferentes ante la sexualidad: la puritana, la libertina y la religiosa. La actitud puritana conlleva represión, la libertina opta por la permisividad, mientras que la religiosa lo hace por la sublimación. Quienes reprimen envenenan el alma, se transforman en seres obsesivos y neuróticos. Los libertinos crean hábitos que los convierten en indignos esclavos, ya que no se puede sofocar un incendio con cubos de gasolina. Por su parte, la religión sugiere que la sublimación es la única alternativa para ser libres. Sublimar es observar sin la intromisión de nuestro contenido mental. Todo intento por trascender nuestras debilidades sin observación ni entendimiento será una mera represión ciega. Como en alquimia, la auténtica sublimación transforma el sexo en amor.

No es posible ser auténticos *sanyāsins* solo mediante la represión ciega. La represión sin observación es agresiva y entra en conflicto con el principio de *ahiṁsā*, o 'no violencia'. El celibato es la cúspide de la sexualidad; no su asfixia, sino su realización. Los monjes florecen desde la sublimación, desde el amor. Sublimar nuestra sexualidad no implica destruirla, sino superar la necesidad de contar con otra persona para experimentarla. La experiencia de nuestra sexualidad, cuando está libre del concepto de relación y de la dependencia de alguien, nos conduce a la meditación.

Lista de propiedades del *svādhiṣṭhāna-cakra*

Significado del nombre: La palabra *sva* significa 'sí mismo' y *adhiṣṭhāna* significa 'residencia' o 'morada'. Por lo tanto, *svādhiṣṭhāna* es 'el sitio donde reside el Ser' o 'la morada del Ser'.

Nombres alternativos del chakra: En la terminología tántrica encontramos *adhiṣṭhāna* (la morada), *bhīma* (el terrible), *ṣaṭ-patra* (el de seis pétalos), *ṣaḍ-dala-padma* (el loto de seis pétalos), *vāri-cakra* (el chakra del agua). En los Vedas y *upaniṣads* lo podemos encontrar como *meḍhra* o *svādhiṣṭhāna*.

Ubicación: El *svādhiṣṭhāna-cakra* está situado en la base misma de los genitales, cerca del *mūlādhāra* y dentro del *suṣumṇā-nāḍī*.

***Kṣetram*:** En la parte delantera del cuerpo, en la zona del pubis, justo por encima de los genitales.

Deidad que lo preside o *deva*: La deidad que preside el *svādhiṣṭhāna-cakra* es Viṣṇu, tal como lo confirma Swami Pūrṇānanda:

tasyāṅka-deśa-kalito harir eva pāyān
nīla-prakāśa rucira-śriyamādadhānaḥ
pītāmbaraḥ prathama-yauvana-garva-dhārī
śrī-vatsa-kaustubha-dharo dhṛtavedabāhuḥ

> ¡Que Hari, que está dentro de él (dentro del *bindu* en mitad del *svādhiṣṭhāna-cakra*), cuyo cuerpo es de color azul luminoso hermoso a la vista, que está vestido con ropa amarilla, que está en el orgullo de la juventud, que tiene cuatro brazos y viste el *śrī-vatsa* (rulo de cabello), y la joya *kaustubha*, nos proteja! (*Ṣaṭ-cakra-nirūpaṇa* por Swami Pūrṇānanda, 16).

Dentro de la *tri-mūrti*, o 'triada védica', Brahmā es el creador; Śiva, el destructor; y Viṣṇu está a cargo del mantenimiento del orden cósmico. Por lo tanto, es natural que Viṣṇu, el aspecto preservador de Dios, sea la deidad de un centro relacionado con la sexualidad, ya que sin sexo se extinguirían los seres vivos. Que el Señor Brahmā ocupe el primer lugar de la *tri-mūrti* no significa que Viṣṇu sea secundario o inferior. De acuerdo con el *Padma Purāṇa*, el Señor Viṣṇu es el principal porque fue quien se dividió a sí mismo en creador, preservador y destructor. El vaishnavismo lo considera el Dios supremo, mientras que, de acuerdo con el vaishnavismo *gauḍīya*, el Señor Kṛṣṇa es la divinidad suprema y el origen incluso del Señor Viṣṇu mismo. El Señor Viṣṇu, también conocido como Mahā-viṣṇu, representa *sattva-guṇa*, o 'la modalidad de la bondad'. Su nombre significa 'omnipresente', lo que lo señala como la realidad tanto inmanente como trascendente. Otro de sus nombres comunes es Nārāyaṇa, que significa 'aquel que ha hecho de los corazones de los seres humanos su morada'. Su lecho es la serpiente Śeṣa o Ananta, la cual flota sobre las aguas del Océano Lácteo o Causal llamado Kṣīra-samudra. Lakṣmī, la diosa de la fortuna, le masajea suavemente sus sagrados pies de loto. En su ombligo, crece una flor de loto desde la cual nace Brahmā, el creador del universo. Debido a que su color de piel es de un matiz azul oscuro, como una nube cargada de lluvia, se le describe como *nīla-megha-śyāma*. Lleva una guirnalda llamada Vaijayantī que representa los elementos sutiles o *bhūta-tanmātras*. Su omnipresencia es representada por sus cuatro brazos, que simbolizan los cuatro puntos cardinales. En estos sostiene una flor de loto (*padma*), una caracola (*śaṅkha*), un disco (*cakra*) y una maza de oro (*gada*). La flor de loto simboliza la evolución y el desarrollo del universo; la caracola, los cinco elementos o *pañca-bhūta*; el disco representa la mente cósmica; y la maza, el intelecto cósmico. Su vehículo es el fiel Garuḍa, el dios de los pájaros. Seis diferentes glorias divinas se le atribuyen a Viṣṇu: conocimiento (*jñāna*), poderes místicos (*aiśvarya*), potencia (*śakti*), fuerza (*bala*), virilidad (*vīria*) y resplandor (*tejas*).

Diosa o *devī*: La diosa de este chakra es Rākiṇī, que se encuentra sentada en un doble loto. Su color es azul y sus tres ojos son rojizos. Ella se adorna con bellísimos ornamentos. Su diente sobresaliendo le da un aspecto fiero; en sus cuatro manos porta un hacha, un tridente, una flor de loto y un tambor. Ella es la diosa del mundo vegetal, lo que sugiere que el vegetarianismo es esencial para trascender este centro.

atraiva bhāti satataṁ khalu rākiṇī sā
nīlāṁbujodara-sahodara-kāntiśobhā
nānāyudhodyata-karair lasitāṅga-lakṣmir
divyāṁbarābharaṇa-bhūṣita-matta-cittā

Es aquí, en el *svādhiṣṭhāna-cakra*, donde Rākiṇī siempre habita. Ella es del color de una flor de loto azul. La belleza de su cuerpo se ve realzada por sus brazos en alto sosteniendo diversas armas. Ella está vestida con ropa celestial y adornos, y su mente se exalta con el consumo de la ambrosía. (*Ṣaṭ-cakra-nirūpaṇa* por Swami Pūrṇānanda, 17).

Elemento o *tattva*: Agua, o *āpa-tattva* o *āpas*. Toda liquidez en el universo es una expresión del elemento agua. Esta se expresa tanto a nivel macrocósmico —los mares, lagos, ríos, etcétera— como a nivel microcósmico, en nuestro organismo —como los fluidos: la circulación sanguínea, las excreciones urinarias, la bilis, el fluido linfático, la transpiración, la saliva, la leche materna, etcétera—. Está relacionado con la lengua, el apetito, el aparato reproductor y la asimilación. Controla las hormonas sexuales y posee influencia sobre la vejiga, los riñones, los órganos sexuales, la sangre, la linfa y los jugos gástricos. De acuerdo con la medicina ayurvédica, el agua equilibra la *tri-doṣa*, los tres principios básicos o humores. Por lo tanto, cuando este elemento influye positivamente sobre la persona, esta desarrolla sentimientos positivos hacia sus semejantes. Por otro lado, los síntomas de una influencia negativa se aprecian en el exagerado sentimentalismo.

A fin de que la ingestión del agua resulte realmente saludable, es importante considerar la constitución de la persona, así como la estación del año. La medicina ayurvédica ofrece los siguientes consejos generales relacionados con nuestro consumo saludable del agua.

1. Si se sufre de malas digestiones, no se debe beber agua helada o fría, debido a que esta aumenta los síntomas.
2. Para facilitar una buena digestión, se debe beber agua durante las comidas.
3. Beber agua al comienzo de las comidas es bueno para adelgazar, porque se pierde el apetito.

4. Beber agua al final de las comidas reduce la capacidad de digestión y engorda.

Color del chakra: Naranja.

Color del *tattva*: Blanco.

Poder asociado con este centro: El poder de comunicarse con el plano astral y con seres astrales. En el ascenso desde el primer centro al tercero se despiertan ciertos poderes místicos; estos deben ser considerados como una prueba para examinar nuestra madurez.

Simbolismo esotérico del chakra:

Número de pétalos: Seis.
Mantras de los pétalos: *Baṁ*, *Bhaṁ*, *Maṁ*, *Yaṁ*, *Raṁ* y *Laṁ*.
Mantra del chakra: *Vaṁ*.
Figura del *maṇḍala*: Media luna.

sindūra-pūra-rucirāruṇa-padmam anyat
sauṣumṇa-madhya-ghaṭitaṁ dhvaja-mūla-deśe
aṅga-cchadaiḥ parivṛtaṁ taḍid-ābha-varṇair
bādyaiḥ sa-bindu-lasitaiś ca puraṁ-darāntaiḥ

Hay otro loto ubicado dentro del *suṣumṇā*, en la raíz de los genitales, de un hermoso color bermellón. En sus seis pétalos están las letras de *Ba* a *puram-dara* (*La*), con el *bindu* superpuesto, de color brillante como un rayo. (*Ṣaṭ-cakra-nirūpaṇa* por Swami Pūrṇānanda, 14).

tasyāntare pravilasad-vi-śada-prakāśam
ambhoja-maṇḍalam atho varuṇyasya tasya
ardhendu-rūpa-lasitaṁ śarad-indu-śubhraṁ
vaṅ-kāra-bījam amalaṁ makarādhirūḍham

> Dentro de él está la blanca, brillante y acuosa región de Varuṇa, con la forma de una media luna, y en él está el *bīja Vaṁ*, sentado sobre un cocodrilo (*makara*), impecable y blanco como la Luna de otoño. (*Ṣaṭ-cakra-nirūpaṇa* por Swami Pūrṇānanda, 15).

Animal del chakra: El animal correspondiente a este centro es el cocodrilo, que es la montura de la diosa Gaṅgā. También es el vehículo (*vāhana*) de Varuṇa, el señor de los océanos cósmicos que en los Vedas se menciona como el dios más importante después de Indra. El cocodrilo es uno de los reptiles más grandes y feroces del reino animal; posee tanta fortaleza que puede descuartizar su presa en el agua. La piel de este peligroso animal está provista de escamas que, por su dureza y resistencia, le sirven de armadura. Al sumergirse bajo el agua, solo sobresalen sus ojos y las aletas de su nariz, lo cual le otorga la capacidad de vigilar a sus víctimas sin ser visto y atacar por sorpresa. Además, se mueve en el agua con comodidad y agilidad asombrosa. El cocodrilo representa los graves peligros que traen consigo la sexualidad y el placer en general, así como la holgazanería y la falta de sensibilidad. El riesgo de identificarnos con la energía de este centro fuera del contexto del sistema chákrico reside en que puede llevarnos hacia una exagerada atracción por el placer y el disfrute sensual. La vida de semejante persona se verá caracterizada por el libertinaje.

Plano o *loka*: El segundo centro corresponde al plano astral o *bhuvar-loka*. Es un plano de existencia y conciencia paralelo a nuestra realidad física. Cuando dormimos, nos desdoblamos con el fin de ingresar en esta realidad completamente desconocida para la mayoría de los seres humanos.

Penetramos en el mundo astral con nuestro cuerpo astral, el *sūkṣma-śarīra* o *liṅga-śarīra*, el cual posee características similares a nuestro aspecto físico, aunque muchísimo más sutiles.

Elemento sutil o *tanmātra*: *Rasa*, o 'gusto'. El *svādhiṣṭhāna-cakra* está relacionado con el sentido del gusto, que es quizás el más íntimo de todos. Los seres humanos podemos degustar cinco tipos de gustos puros: dulce, salado, ácido, amargo y umami; este último corresponde al sabor del ácido glutámico presente generalmente en las carnes y los quesos. Percibir sabores nos permite evitar ingerir sustancias venenosas y alimentos descompuestos. En el aspecto religioso y espiritual, el sentido del gusto representa un nivel de evolución en el cual poseemos la facultad de identificar todo aquello que puede ser dañino para nuestro desarrollo religioso y la salud espiritual. La pérdida del sentido del gusto puede ser un síntoma de diversas enfermedades, como la obesidad, diabetes, hipertensión, malnutrición, así como de algunas enfermedades degenerativas del sistema nervioso, como Parkinson o Alzheimer. En el proceso del *sanātana-dharma*, se espiritualiza el sentido del gusto. A tal efecto, a todo seguidor serio se le prohíbe estrictamente consumir tóxicos, drogas, alcohol, cigarrillos, café, e incluso té. Asimismo se recomienda ayunar un día al mes o a la semana, lo que permite evaluar el control de este sentido sobre nuestra mente y nuestra vida.

Glándula: Las gónadas o glándulas sexuales. En las mujeres son los ovarios y en los hombres, los testículos.

Órgano sensorio o *jñanendriya*: Lengua (*rasanā*) para degustar (*rasanendriya*).

Órgano de acción o *karmendriya*: Genitales (*upastha*) para la reproducción (*upasthendriya*). Según el shaivismo de Cachemira: manos (*pāṇi*) para el manejo (*hastendriya*).

Conducto energético o *nāḍī*: *Kuhu.*

Bioelemento o *doṣa*: *Kapha* (elemento acuoso).

Aire vital o *vāyu*: *Vyāna.*

Envoltura o *kośa*: *Prāṇa-maya*, o 'cuerpo energético'.

Piedras: Ágata musgosa, ágata fuego, aguamarina, alejandrita, amazonita, aventurina, celestina, cuarzo blanco, cuarzo amatista, jade, malaquita, rodonita, turmalina, cuarzo transparente, topacio, topacio del Brasil, ámbar, crisocola y granate.

Aroma: Vainilla.

Aceites de aromaterapia: Ylang-ylang, sándalo, jazmín, rosa y petitgrain.

Planeta o *graha*: Bṛhaspati, o 'Júpiter'.

Posturas recomendadas o *āsanas*: El cuervo (*kakāsana*), el pavo real (*mayūrāsana*) y la pinza (*paścimottānāsana*).

Chakras secundarios relacionados con el *svādhiśṭhāna-cakra*: *Taralā, ramaṇī, taraṇī, bhānavī, nainī, janti, indrāṇī, astibakṣī, agnayī, māṁsa-priya, yamā, mahā-daṁaṣṭra, nairutti* y *dīrgha-daṁaṣṭra.*

Funcionamiento equilibrado del chakra: Cuando este centro está abierto, experimentamos vitalidad, armonía en la vida matrimonial, estabilidad física, comunicación profunda con el entorno, seguridad, tranquilidad emocional, interés, necesidad de contacto físico y caricias, apariencia alegre, hígado y vesícula equilibrados, temperatura corporal fija. Un buen funcionamiento de este chakra se manifestará como creatividad, entusiasmo en la vida y gran resistencia, debidos a la estimulación del sistema nervioso. Aquel cuyo *svādhisṭhāna* esté funcionando de forma equilibrada será una persona segura de sí misma, con sanos sentimientos de amistad y compañerismo, y con conciencia sobre la futilidad de acumular posesiones para obtener dicha.

Funcionamiento desequilibrado del chakra: Cuando este chakra permanece cerrado, los síntomas psicológicos que se presentan son sentimentalismo, vacilación, desinterés, dificultad de decisión, apatía, depresión, dependencia del pasado, materialismo exagerado, apariencia enfermiza, bloqueos sexuales, falta de energía, de entusiasmo, de vitalidad, de sensibilidad y de motivación para satisfacer los deseos. A nivel fisiológico, el bloqueo de este centro se expresará como respiración superficial, cansancio, debilidad, problemas del sistema nervioso, enfermedades relacionadas con el hígado y la vesícula, problemas en la espalda inferior, estreñimiento y migrañas. Una hiperactividad de este centro energético causa pensamientos obsesivos acerca de temas relacionados con el sexo y una visión del mundo solo en función de las propias sensaciones, placeres e impulsos.

***Yantra*:** El *yantra* que representa el segundo chakra consta de seis pétalos que simbolizan tanto el número de *nāḍīs* que emanan de este, como las cualidades negativas que se deben superar: cólera, celos, odio, crueldad, deseo y orgullo. Dentro del *maṇḍala* que representa este centro, yace una media luna que simboliza su elemento agua. Las letras sánscritas relacionadas con sus pétalos son *Baṁ*, *Bhaṁ*, *Maṁ*, *Yaṁ*, *Raṁ* y *Laṁ*. La pulsación del centro mismo del *svādhiṣṭhāna-cakra* se representa con la letra *Vaṁ*.

स्वाधिष्ठान चक्र

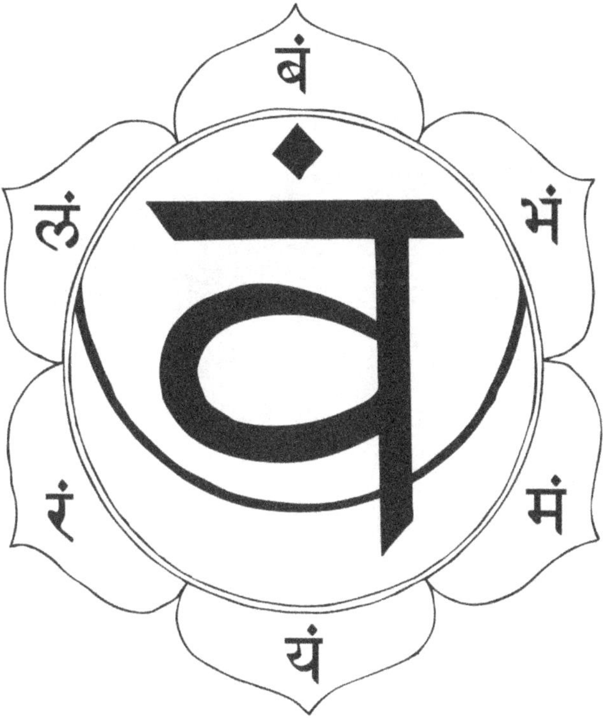

Yantra del *svādhiṣṭhāna-cakra*

Tercer chakra: *Maṇipūra-cakra* o 'chakra umbilical'

nābhau tu maṇivad bimbaṁ
yo jānāti sa yogavit
tapta-cāmīkarābhāsaṁ
taḍil-lekheva visphurat
tri-koṇaṁ tat puraṁ vahner
adho meḍhrāt pratiṣṭhitam
samādhau paramaṁ jyotir
anantaṁ viśvato mukham

> En el ombligo está el reflejo como una joya (*maṇipūra*). Quien lo sabe es el verdadero conocedor del yoga. Este es brillante como oro caliente y es iridiscente como un relámpago. En ese lugar está el triángulo, el asiento del fuego, debajo del cual está el *meḍhra*. Meditando en *samādhi*, aquí [el yogui] ve la luz omnipresente que es eterna. (*Yoga-cūḍāmaṇi Upaniṣad*, 9-10).

Un funcionamiento equilibrado de este centro nos permite cultivar la fuerza de voluntad con el objetivo de superar nuestras flaquezas y debilidades, y así obtener un mayor dominio sobre nuestras vidas. Un *maṇipūra* abierto implica un grado significativo de madurez y desarrollo. Si en el *svādhiṣṭhāna* hemos hecho referencia al placer, en el tercer chakra encontramos la energía para frenar y no permitir que la búsqueda de placer cree hábitos adictivos. Desde el centro umbilical es posible sublimar las exigencias instintivas del *mūlādhāra* y el deseo del *svādhiṣṭhāna*. Reconocemos un *maṇipūra-cakra* abierto por la ausencia de los conflictos correspondientes a los niveles evolutivos más básicos que nos aquejan al estar estancados en los dos primeros centros.

La actividad equilibrada de este centro nos permite ver a nuestros semejantes y la realidad desde la perspectiva del poder, que se expresa como energía, dinamismo y voluntad. En nuestra sociedad, dominar a otros es señal de éxito. Por ende, es muy fácil sufrir un desequilibrio en este centro energético y querer expresar poder para controlar a los demás en nuestro provecho. Debemos ser cuidadosos y no utilizar nuestro poder con el fin de manipular a nuestros semejantes. Cualquier poder que obtengamos en este mundo relativo será siempre limitado. Más bien, debemos utilizar el poder para servir a Dios y ayudar a la humanidad, que es su manifestación. No como el demonio Rāvaṇa en el *Rāmāyaṇa*, que deseaba a Sītā para sí mismo pero sin el Señor Rāma. Es decir, quería la *śakti*, o 'el poder del Señor', aunque desconectado de él. No te esfuerces por acumular poder, al contrario, renuncia a toda posesión por Dios. El verdadero poder reside en nuestra completa entrega al poder supremo.

Los tres primeros centros pueden ser considerados los chakras burdos o corporales, pero mientras que el primero y el segundo son de naturaleza tamásica, el *maṇipūra-cakra* es rajásico. Por lo tanto, nos vuelve extrovertidos y promueve la actividad. Bajo la guía de un maestro espiritual auténtico, seremos capaces de canalizar la energía rajásica de este centro en la proporción y la dirección adecuadas como para vivir con pasión pero sin apasionarnos; es decir, utilizarla y no ser utilizados por ella. Cuando somos capaces de vivir con pasión, cada momento se impregna con la magia de nuestra energía y adquiere un profundo significado.

Cuando vivimos con los dos primeros centros abiertos, pero el tercero bloqueado, las circunstancias nos empujan y carecemos de entusiasmo y motivación; nos vemos arrastrados por la corriente del ganado, de la masa, del público, de la sociedad. Sin embargo, el tercer chakra nos proporciona la energía necesaria para cuestionarnos nuestras acciones y animarnos a cumplir nuestros sueños. Entonces, definimos claramente nuestras aspiraciones, tomamos en la vida la dirección que elegimos y vivimos motivados. Además, comprendemos con claridad qué es lo que deseamos y con qué propósito.

Lista de propiedades del *maṇipūra-cakra*

Significado del nombre: La palabra sánscrita *maṇi* significa 'joya' y *pura* significa 'ciudad'; por lo tanto, el nombre de este centro *maṇipūra* es 'la ciudad de las joyas', porque cuando este centro se encuentra abierto, revela las joyas de la autoestima, el entusiasmo, la seguridad en uno mismo, y muchas más.

Nombres alternativos del chakra: En las escrituras tántricas, este chakra también se denomina de las siguientes maneras: *daśa-cchada* (poseedor de diez hojas), *daśa-patrāmbuja* (el loto de diez pétalos), *daśa-patra* (el de diez pétalos), *maṇipūraka* (la ciudad de las joyas), *nābhi-padma* (el loto del ombligo), *daśa-dala-padma* (el loto de diez pétalos), *nābhi-paṅkaja* (el loto del ombligo). Los Vedas y *upaniṣads* se refieren al *maṇipūra-cakra* (la ciudad de las joyas del chakra) como *maṇipūraka* (la ciudad de las joyas) y *nābhi-cakra* (el chakra del ombligo). También en los *purāṇas* lo podemos ver señalado como *nābhi-cakra* (chakra umbilical) debido a su ubicación.

Ubicación: El tercer chakra se encuentra dentro del *suṣumṇā-nāḍī*, en el área umbilical.

***Kṣetram*:** En el ombligo.

Deidad que lo preside o *deva*: La deidad que preside el tercer centro es Bradhna-rudra o el rojizo Śiva, que yace sentado sobre una piel de tigre y luce una barba dorada. También llamado Sadyojāta (autonacido), es uno de los cinco principales aspectos de Śiva en el que expresa su indignación por el sufrimiento y su cólera destructiva por la maldad producida a causa de la ignorancia humana. No se trata de un enojo egoísta, sino de la furia de un padre que ve a su hijo apartarse del *dharma*; es un enfado producto del amor que desea destruir la ilusión e ignorancia, que son la fuente de nuestro dolor. Tal como leemos en el siguiente verso, los devotos de Śiva adoran incluso su sagrada ira:

namas te rudra manyava
uto ta iṣave namaḥ
namaste astu dhanvane
bāhubhyām uta te namaḥ

¡Oh, Rudra-deva, mis reverencias ante tu enojo y también ante tus flechas. Mis reverencias ante tu arco y ante tus dos manos. (*Vājasaneya Saṁhitā* del *Śukla Yajur Veda*, 16.1).

Diosa o *devī*: La *śakti* de este chakra es Lākinī, la diosa de tres cabezas, de tez oscura, que viste un hermoso sari amarillo. Lākinī posee cuatro manos, en las cuales sujeta el trueno, o *vajra*, la flecha que proviene de Kāma, el dios del deseo, el fuego, y en la cuarta mano ejecuta el *mudrā* que hace desaparecer el miedo.

atrāste lākinī sā sakala-śubha-karī veda-bāhūj jvalāṅgī
śyāmā pītāmbarādyair vividha-viracanālaṅkṛtā matta-cittā
dhyātvaitan nābhi-padmaṁ prabhavati nitarāṁ saṁhṛtau pālane vā
vāṇī tasyānanābje nivasati satataṁ jñāna-saṁbodha-lakṣmīḥ

Aquí mora Lākinī, la benefactora de todos. Ella tiene cuatro brazos, su cuerpo es radiante, [su piel] es oscura, sus ropas son amarillas y está adornada con varios ornamentos, y exaltada con el consumo de la ambrosía. Al meditar en este loto del ombligo, se adquiere el poder de destruir y crear [el mundo]. Vāṇī (el sonido divino), con toda la riqueza del conocimiento, siempre habita en la flor de loto de su rostro. (*Ṣaṭ-cakra-nirūpaṇa* por Swami Pūrṇānanda, 21).

Elemento o *tattva*: El elemento de este chakra es fuego, o *agni*. Sus cualidades fundamentales son luz, claridad y calor. Se expresa a nivel universal como el Sol y las estrellas. El *maṇipūra-cakra* es el asiento del fuego digestivo y, por lo tanto, está a cargo de la digestión y el metabolismo. Todo desequilibrio en el tercer centro está vinculado en general con los problemas estomacales y con la diabetes. También encontramos el fuego presente en la retina del ojo que percibe la luz y en la materia gris de las células cerebrales. A nivel físico, el fuego es el elemento que posee el poder de transformar y purificar la energía del organismo. Asimismo, este centro es considerado el gran purificador, porque el fuego es capaz de quemar, evaporar o transformar lo burdo en sutil.

Color del chakra: Amarillo.

Color del *tattva*: Rojo.

Poder asociado con este centro: El conocimiento del

propio cuerpo a la perfección. Al despertar este centro, el *sādhaka* es agraciado con el don de sanar enfermos.

Simbolismo esotérico del chakra:

Número de pétalos: Diez.
Mantras de los pétalos: *Ḍaṁ*, *Ḍhaṁ*, *Ṇaṁ*, *Taṁ*, *Thaṁ*, *Daṁ*, *Dhaṁ*, *Naṁ*, *Paṁ* y *Phaṁ*.
Mantra del chakra: *Raṁ*.
Figura del *maṇḍala*: Triángulo.

tasyordhve nābhi-mūle daśa-dala-lasite pūrṇa-megha-prakāśe
nīlāmbhoja-prakāśair upahita-jaṭhare ḍādi-phāntaiḥ sacandraiḥ
dhyāyed vaiśvānarasyāruṇa-mihira-samaṁ maṇḍalaṁ tat tri-koṇaṁ
tad bāhye svastikākhais tribhir abhilasitaṁ tatra vahneḥ svabījam

Por encima de él, en la raíz del ombligo, está el brillante loto de diez pétalos, del color de las nubes cargadas de lluvia. Dentro de él están las letras de *Ḍa* a *Pha*, del color de la flor de loto azul con el *nāda* y el *bindu* sobre ellos. Medita allí, en la región del fuego rojizo, de forma triangular y brillante como el Sol naciente. Fuera de él hay tres marcas *svastika* y dentro de él, el *bīja* Vahni (fuego) mismo. (*Ṣaṭ-cakra-nirūpaṇa* por Swami Pūrṇānanda, 19).

Animal del chakra: La actividad tránica en este tercer centro está simbolizada por el carnero, cuya lana está asociada con el calor. Este hermoso animal es el vehículo de Agni, el dios del fuego, que es el elemento de este chakra y el cordero, el vehículo que porta la *bīja* del *maṇipūra*. Cuando la *kuṇḍalinī-śakti* alcanza este centro, el empuje de esta puede ser asociado con el de un carnero.

Plano o *loka*: La dimensión o nivel de conciencia relacionados con el *maṇipūra-cakra* es *svarga* o *svar-loka*, 'el plano celestial'.

Elemento sutil o *tanmātra*: *Rūpa*, 'forma' o 'color'. El sentido relacionado con el *maṇipūra-cakra* es la vista que permite al cerebro percibir sensaciones luminosas a través de los ojos. De esta manera, podemos distinguir forma, porte, color y movimiento de los cuerpos, así como su distancia. Este sentido determina la percepción del mundo que nos rodea. En los dos primeros centros, nos movemos solo en el mundo de los instintos; desde el *maṇipūra* nos acercamos a las capacidades de los seres humanos. No fue una casualidad que a los grandes sabios védicos se les denominara *ṛṣis*, o 'veedores', porque vieron la realidad absoluta, vieron su alma, vieron a Dios. Este centro es ese nivel de conciencia en el que empezamos a abrir nuestros ojos.

Glándula: El páncreas. La función de este chakra consiste en absorber y distribuir; controla todas las funciones digestivas, el bazo, la actividad del hígado, el páncreas, los riñones, así como el resto de glándulas y diversos órganos relacionados con la nutrición y excreción en nuestro organismo. El *maṇipūra* está también relacionado con el flujo menstrual.

Órgano sensorio o *jñanendriya*: Ojos (*cakṣu*) para ver (*cakṣur-indriya*).

Órgano de acción o *karmendriya*: Pies (*pāda*) para la locomoción (*pādendriya*). Según el shaivismo de Cachemira: ano (*pāyu*) para la excreción (*pāyvindriya*).

Conducto energético o *nāḍī*: *Viśvodarā*.

Bioelemento o *doṣa*: *Pitta* (elemento ardiente).

Aire vital o *vāyu*: *Samāna*. El tercer centro parece un distribuidor central de *prāṇa* que irradia y distribuye energía vital a todo el organismo.

Envoltura o *kośa*: *Prāṇa-maya*, o 'cuerpo energético'.

Piedras: Ágata fuego, aguamarina, crisoprasa, diamante, fluorita, jaspe atigrado, rubí, turmalina, turquesa, zafiro, topacio de brasil, crisoprasa, jade, ámbar y peridoto.

Aroma: Lavanda.

Aceites de aromaterapia: Bergamota, ylang-ylang, canela, camomila, limón, tomillo y vetiver.

Planeta o *graha*: Sūrya, o 'Sol'.

Posturas recomendadas o *āsanas*: El arco (*dhanur-āsana*), la torsión espinal (*ardha-matsyendrāsana*) y la langosta (*śalabhāsana*).

Chakras secundarios relacionados con el *maṇipūra* -*cakra*: *Adya-cakra, bhīma, brahma mānya-cakra, ajitā, brahma-vādinī, chandogrā, candikā, ambā, dhātrī, agni-hotrī, vidyā, avidyā, dhriti, jaya-vijayā, jayā, kārtikī, kālinī, kalyānī, jalodharī, kaṅkālī, kāpālī, kapilā, sarva-bhūta-damanī, sarpa-bhuṣanī, rudrā, nara-simhī, madonmathanī, maheśvarī, śankara-priyā, sarasvatī, sāvitrī, vaṅgā, virūpā, yoga-māyā, yoga-sad-bhāvā* y *yoginī-cakra.*

Funcionamiento equilibrado del chakra: Cuando este centro se encuentra abierto, se experimenta autoestima, confianza, ligereza, entusiasmo, seguridad en uno mismo y capacidad tanto de aceptar como de ejercer autoridad. Se manifiesta dinamismo, motivación, insistencia, confianza, la habilidad y el poder de realizar cambios en nuestra vida, la posibilidad de superarse, firmeza, aceptación personal, y a su vez nos sentimos valorados y respetados por los demás. Asimismo, un adecuado funcionamiento del tercer chakra permitirá que el elemento fuego se exprese como un sistema digestivo sano, abundante energía, gran vitalidad, una mente brillante, un intelecto rápido y una ardiente aspiración por la Verdad.

Funcionamiento desequilibrado del chakra: Un *maṇipūra* cerrado se caracteriza por el tremendo esfuerzo y sacrificio que la persona está dispuesta a invertir con el objetivo de despertar la admiración de sus semejantes. Desea el reconocimiento de los otros, incluso a costa del dolor y sufrimiento de sus conocidos y familiares; tal persona vive en una constante actitud competitiva hacia quienes lo rodean. Las personas con este centro bloqueado sufren de falta de voluntad o de demasiada voluntad. La que tiene un poder de voluntad débil experimenta la frustración de no poder resistir. Satisface constantemente las demandas ajenas, y es considerado un buen esposo, amigo, padre, compañero y, en general, una buena persona; sin embargo, la persona no se considera a sí misma buena, sino que se siente utilizada. De esta manera, va perdiendo confianza en sí misma, al ver que responde afirmativamente cuando en realidad consideraba que debía negarse. Por otra parte, quien posea una exagerada fuerza de voluntad verá cada situación como un desafío hacia el mantenimiento de su lugar o a escalar dentro de una jerarquía determinada. Dicha actitud transforma cada situación en una batalla y cada proyecto, en una competencia que pone a prueba su valor y sus capacidades. Cuando el tercer chakra se desequilibra, las relaciones con los semejantes aparecen teñidas por el interés por el poder y la búsqueda de satisfacción de sus ambiciones egoístas. Existe cierta molestia ante los talentos o triunfos ajenos, y hasta una cierta alegría por los fracasos de los demás. Los síntomas característicos de una obstrucción en este chakra son dependencia y apego exagerado, inseguridad, aburrimiento, depresión, tristeza injustificada, indiferencia, obstinación, egoísmo y emociones desequilibradas. El elemento fuego puede expresarse negativamente como cólera, irritabilidad, odio, celos, rencor y resentimiento. A nivel fisiológico se experimenta una falta de flexibilidad, tensión en los músculos y problemas en la espalda inferior.

***Yantra*:** El diagrama de este chakra consta de diez pétalos que simbolizan los diez *prāṇas*, o 'fuerzas vitales'. El *maṇḍala* presenta un triángulo en su centro de color rojo, como el elemento fuego. Las letras sánscritas de cada uno de los pétalos son *Ḍaṁ*, *Ḍhaṁ*, *Ṇaṁ*, *Taṁ*, *Thaṁ*, *Daṁ*, *Dhaṁ*, *Naṁ*, *Paṁ* y *Phaṁ*. Asimismo, el *bīja* que vibra en el corazón del *maṇipūra-cakra* es *Raṁ*.

मणिपूर चक्र

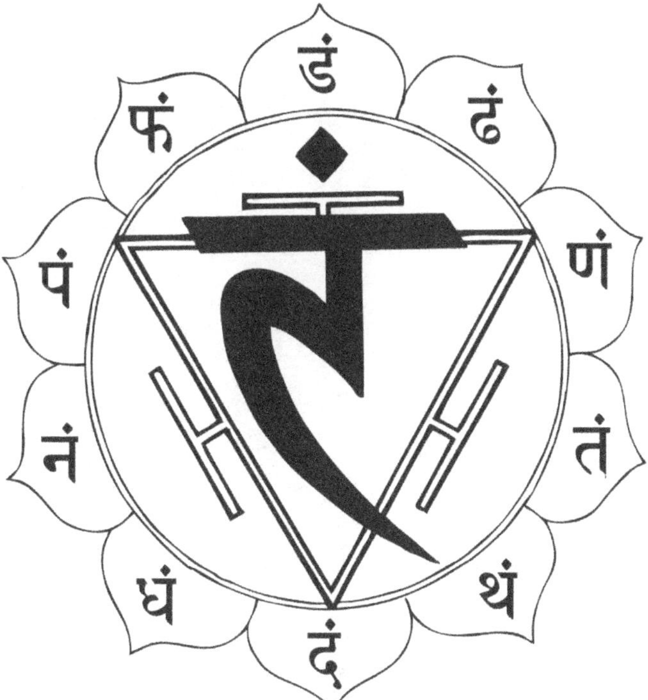

Yantra del *maṇipūra-cakra*

Cuarto chakra: *Anāhata-cakra* o 'chakra del corazón'

tasyordhve hṛdi paṅkajaṁ su-lalitaṁ bandhūka-kanty-ujjvalaṁ
kādyair dvādaśa-varṇakair upahitaṁ sīndūra-rāgānvitaiḥ
nāṁnānāhata-saṁjñakaṁ sura-taruṁ vāñchātirikta-pradaṁ
vāyor maṇḍalam atra dhūma-sadṛśaṁ ṣaṭkoṇa-śobhānvitaṁ

Por encima de ese, en el corazón, está el encantador loto, del color brillante de la flor Bhandhūka, con las doce letras empezando por la *Ka*, de color bermellón, ubicado en ella. Es conocido por el nombre de *anāhata*, y es como el árbol celestial de los deseos, otorgando incluso más de lo deseado [por el suplicante]. La región de Vāyu, hermosa y con seis esquinas, que es semejante al color del humo, está aquí. (*Ṣaṭ-cakra-nirūpaṇa* por Swami Pūrṇānanda, 22).

tan madhye pavanākṣaraṁ ca madhuraṁ dhūmāvalī-dhūsaraṁ
dhyayet pāṇi-catuṣṭayena lasitaṁ kṛṣṇādhirūḍhaṁ paraṁ
tan madhye karuṇā-nidhānam amalaṁ haṁsābham īśābhidhaṁ
pāṇibhyām abhyaṁ varaṁ ca vidadhal loka-trayāṇām api

> Medita dentro de él, en el dulce y excelente *pavana-bīja* (*Yaṁ*), gris como una masa de humo, con cuatro brazos y sentado en un antílope negro. Y dentro de él [medita] en la morada de la misericordia, el inmaculado Señor que es brillante como el sol, y cuyas dos manos hacen gestos que conceden bendiciones y disipan los temores de los tres mundos. (*Ṣaṭ-cakra-nirūpaṇa* por Swami Pūrṇānanda, 23).

El chakra cardíaco, como muchos lo llaman, sirve de nexo entre los tres chakras burdos (*mūlādhāra*, *svādhiṣṭhāna* y *maṇipūra*) y los tres sutiles (*viśuddha*, *ājñā* y *sahasrāra*). Los tres primeros chakras representan al cuerpo y la realidad física de nombres y formas, mientras que los tres últimos, a nuestro mundo interior y el alma. El *anāhata-cakra* constituye un centro de transición hacia los chakras superiores que representan las dimensiones más sutiles y elevadas de la conciencia. Los tres primeros son humanos, los tres últimos son divinos. El cuarto centro es como un transformador que sutiliza y refina lo burdo desde los centros inferiores, y lo vuelve integrable con los planos superiores de conciencia.

Si observamos con detención, veremos que el ser humano moderno —con sus miedos, gustos, deseos, celos y ambiciones— se mueve solo dentro del territorio de los tres primeros chakras. Vive prácticamente una vida animal, en un cuerpo humano. La sociedad actual ha desequilibrado el funcionamiento del *anāhata-cakra* y la mayoría de las personas no traspasa las fronteras de los tres primeros centros. Sus vidas se limitan a comer, dormir, aparearse y protegerse, y abandonan el cuerpo sin siquiera imaginar que existe algo más allá de sus fronteras.

El amor se encuentra más allá de los chakras relacionados con nuestra supervivencia, como manutención, sexo y poder. Aquí yace el *viṣṇu-granthi*, o 'el nudo de Viṣṇu', el cual nos advierte de que las emociones y sentimientos conllevan el peligro del apego y la esclavitud. El centro del amor yace por encima del plano de las necesidades. Con solo los tres primeros centros abiertos, aún nos percibimos como entidades independientes del universo, separadas y desconectadas del resto de la creación. Al despertar el *anāhata*, florece la experiencia de armonía y unidad con los demás seres vivientes, la vida y la existencia. Por ende, el amor es un lujo que no todos se lo pueden permitir. Tras la apertura del cuarto centro, uno puede considerarse yogui; mientras esto no ocurra, continuamos siendo *sādhakas*, o 'aspirantes'.

El funcionamiento de este centro influye en nuestra expresión de sentimientos hacia quienes nos rodean. Si nos identificamos solo con nuestro cuerpo físico, el amor se expresa como sexo. Si subimos un peldaño en la escala evolutiva, alcanzamos el nivel de identificación con la mente. Al percibirnos como una entidad pensante, la sexualidad se manifiesta como apego romántico y sentimental, al estilo de Romeo y Julieta. Solo en aquellos que revelan su autenticidad como conciencia pura se manifiesta el amor como religión. Entonces se experimenta aquella sagrada demencia llamada «amor», en toda su plenitud y totalidad.

Desde el punto de vista de la mente racional, el amor puede considerarse una locura. Sin embargo, no es que el amor sea irracional, sino que la lógica de la mente y el corazón son muy diferentes. Sus direcciones son diametralmente opuestas: la ganancia para la mente reside en recibir y acumular, mientras que para el corazón, en dar y compartir. La mente está siempre buscando poseer algo o a alguien, mientras que el corazón anhela ser poseído por el Todo. Los asuntos más importantes para el corazón, como el alma, Dios o la religión, son irrelevantes para la mente. Esta última se interesa por la religión solo para utilizarla en sus negocios; su interés por lo sagrado proviene de la expectativa de ganancias. La mente es calculadora; vive enfocada en propósitos, objetivos, fines o metas. El amor incondicional amenaza su comodidad; la entrega o la renuncia desafían su seguridad. La mente se resiste y escapa de la Verdad; el corazón la persigue a cualquier precio.

El corazón no corre tras intereses, sino que persigue significado. Hay cierta locura en el amor, ya que nos deja sin respuestas concretas a nuestros «¿para qué?», «¿con qué sentido?» o «¿con qué objetivo?». El corazón es valiente; no persigue seguridad, comodidad ni conveniencia. El amor hace que nos expandamos ante la experiencia de nuestra alma, del limpio cielo de nuestro interior. Amar es experimentar su movimiento expansivo, que borra las diferencias y fronteras y que une los corazones y fusiona las almas. El abrazo del amor disipa nuestra actitud exclusiva y amplía los límites de nuestro amor hacia nuestros seres queridos. Además de incluir a nuestra familia, comenzamos a amar nuestro barrio, ciudad, nación, planeta y el universo entero. El amor es el potencial más maravilloso que el ser humano guarda en su pecho; una semilla lista para florecer, para ofrecer su nectáreo perfume embriagador.

Quien purifica este centro descubre la capacidad de amar. Deja de ser 'mendigo de amor' para ser un canal que lo derrama; revela el *anāhata-cakra* como el centro del amor en su más elevada expresión. Tal persona une armónicamente a quienes están dentro del espacio de su aura y los inspira a amar. Este centro es la tierra donde se planta la semilla de la devoción; donde se cultiva y desarrolla el *bhakti* hasta alcanzar las alturas del amor divino, como *prema* y *parā-bhakti*. Las escrituras afirman que enfocando nuestra atención en este centro es posible experimentar la esencia misma de nuestra existencia. El *anāhata-cakra* es considerado el asiento mismo del Ser divino o *Ātman*. Patañjali Maharṣi dice:

hṛdaye citta-saṁvit

> A través del enfoque de la atención en el corazón se adquiere el conocimiento de la naturaleza de la conciencia. (*Yoga Sūtras*, 3.34).

Dentro de los límites de los tres primeros chakras, somos olas que nacen, se mantienen durante un tiempo y encuentran su fin al arribar sin fuerzas a la orilla. Despertar el *anāhata* es descubrir nuestra dimensión oceánica. Este centro es una puerta que brinda acceso directo a nuestro aspecto universal, el Ser.

Lista de propiedades del *anāhata-cakra*

Significado del nombre: El término *anāhata* significa 'sin golpes' o 'sin palpitaciones'. Todo sonido es creado por el choque o fricción de dos cuerpos. Nuestros latidos cardíacos pueden ser percibidos a través de los sentidos físicos. Pero además de nuestro corazón, en nuestro pecho palpita el corazón del universo que no puede ser oído por aquellos que están desconectados de este. El *anāhata-nāda*, o 'el sonido primordial', no fue creado por ningún fenómeno físico; se trata del sonido eterno que carece de principio y fin.

Nombres alternativos del chakra: Otro nombre de este centro es *hṛt-padma* (el loto del corazón). Dentro de la terminología tántrica, este centro es conocido también bajo los siguientes nombres: *anāhata-purī* (la ciudad invencible), *dvadaśa* (el duodécimo), *hṛt-paṅkeruha* (el loto del corazón), *dvadaśa-dala* (la duodécima hoja), *hṛdayāmbhoja* (el loto del corazón), *hṛd-abja* (el loto del corazón), *hṛd-āmbhoja* (el loto del corazón), *hṛdaya* (el corazón, la esencia), *hṛdaya-kamala* (el loto del corazón), *hṛdayābja* (el loto del corazón), *hṛdayāmbuja* (el loto del corazón), *hṛd-ambuja* (el loto del corazón), *hṛdaya-sarasija* (el loto del corazón), *hṛt-padma* (el loto del corazón), *hṛt-paṅkaja* (el loto del corazón), *hṛt-saro-ruha* (el loto del corazón), *padma-sundara* (hermoso loto), *hṛt-patra* (la hoja del corazón), *sūrya-saṅkhya-dala* (la hoja con la esencia del sol). En los Vedas encontraremos referencias al *anāhata-cakra* bajo los siguientes nombres: *hṛdaya-cakra* (el chakra del corazón) y *dvādaśāra-cakra* (el chakra de doce rayos).

Ubicación: Se encuentra en el centro del pecho, a la altura del corazón, dentro del *suṣumṇā-nāḍī*; está directamente relacionado con el plexo cardíaco. Desde este centro se originan quince *nāḍīs*.

***Kṣetram*:** En el corazón.

Deidad que lo preside o *deva*: La deidad que preside el cuarto chakra es Īśāna Rudra; es el purificador y el aire corporificado. Rige el noroeste vestido con una piel de tigre, refulgente como el Sol. Su naturaleza es muy pacífica y benévola; está íntimamente relacionado con la sabiduría interior y el poder cósmico. Su hijo es Mano-java, o 'perspicaz'. Alrededor de su cuello están enroscadas las serpientes y de sus trenzas fluye el sagrado Ganges. Dentro del *anāhata*, hallamos un *liṅga* en el cual se encuentra Sadā-Śiva, o 'el Dios eterno'. Viste una piel de tigre dorada y se encuentra de pie con un tridente en su mano derecha y un tambor *ḍamaru* en la izquierda.

Diosa o *devī*: La diosa o *śakti* de este chakra es Kākinī. En muchas escrituras se declara que la *śakti* en este centro energético es especialmente fuerte. Es la benefactora de todos; posee tres ojos, cuatro cabezas, viste un hermoso sari celeste y su piel es de color amarillo dorado. Tiene cuatro brazos y con ellos sujeta una espada, un escudo, una calavera y un tridente. Kākinī-śakti está íntimamente ligada con las bellas artes espirituales, capaces de hacernos trascender la idea de tiempo. Swami Pūrṇānanda la describe así:

atrāste khalu kākinī nava-taḍit-pītā tri-ṇetrā śubhā
sarvālaṅkaraṇānvitā hita-karī samyag-janānāṁ mudā
hastaiḥ pāśa-kapāla-śobhana-varān saṁbibhratī cābhayaṁ
mattā pūrṇa-sudhā-rasārdra-hṛdayā kaṅkāla-mālā-dharā

Aquí mora Kākinī, que es de color amarillo, semejante a un nuevo relámpago, exultante y auspiciosa; tiene tres ojos y es la benefactora de todos. Lleva toda clase de adornos, y en sus cuatro manos sostiene el lazo y el cráneo, y hace el signo de la bendición y el signo que disipa el temor. Su corazón se ablanda con el consumo del néctar y lleva una guirnalda de esqueletos. (*Ṣaṭ-cakra-nirūpaṇa* por Swami Pūrṇānanda, 24).

Elemento o *tattva*: Su elemento es el aire, o *vāyu*, el cual yace en el pecho y sirve de vehículo de la energía vital; sus cualidades elementales son presión, ligereza, frialdad y sequedad. Este elemento se expresa en los músculos, las pulsaciones cardíacas, el movimiento de expansión y contracción pulmonar, la actividad del sistema nervioso y en los movimientos del estómago y los intestinos. El aire está relacionado asimismo con toda clase de movimientos en el universo de los planetas y estrellas. Las diferentes clases de energías vitales, o *prāṇas*, que sustentan nuestro organismo son consideradas además una forma de aire. La mente es actividad, pues es producto de *prāṇa*; por lo tanto, la relación entre el cuarto centro y la mente es obvia. El aire representa la idea de expansión porque en este centro la conciencia puede expandirse infinitamente.

Color del chakra: Verde.

Color del *tattva*: Ahumado.

Poder asociado con este centro: Dominio sobre la energía vital y los sentidos. El poder de sanación de enfermos.

Simbolismo esotérico del chakra:

Número de pétalos: Doce.

Mantras de los pétalos: *Kaṁ*, *Khaṁ*, *Gaṁ*, *Ghaṁ*, *Ṅaṁ*, *Caṁ*, *Chaṁ*, *Jaṁ*, *Jhaṁ*, *Ñaṁ*, *Taṁ* y *Thaṁ*.

Mantra del chakra: *Yaṁ*.

Figura del *maṇḍala*: Hexágono.

Animal del chakra: El movimiento energético en este centro está simbolizado por el antílope, cuyas cualidades son la atención y el estado de alerta. El antílope posee características del elemento aire, como su velocidad y rapidez.

Plano o *loka*: *Mahar-loka*, o 'el plano del equilibrio'; es el plano astral más elevado.

Elemento sutil o *tanmātra*: *Sparśa*, o 'tacto'. El aire está asociado con el tacto; su órgano sensorial es la piel y sus órganos de acción son las manos. El chakra del corazón y las manos están conectados porque estas expresan el dar y el recibir. Ya que el sentido de este chakra es el tacto, abrazar es una de sus actividades. La receptividad al ser tocado indica la sensibilidad del chakra del corazón.

Glándula: Paraganglios supracardíacos o timo.

Órgano sensorio o *jñanendriya*: Piel (*tvak*), el órgano del tacto.

Órgano de acción o *karmendriya*: Manos (*pāṇi*) para el asimiento (*hastendriya*). Según el shaivismo de Cachemira: genitales (*upastha*) para la reproducción (*upasthendriya*).

Conducto energético o *nāḍī*: *Varuṇa*.

Bioelemento o *doṣa*: *Vāta* (elemento aireado).

Aire vital o *vāyu*: *Prāṇa*.

Envoltura o *kośa*: *Mano-maya*, o 'envoltura mental'.

Piedras preciosas: Azabache, baritina, calcopirita, celestina, ojo de tigre, sodalita, zafiro, esmeralda, malaquita, turmalina verde, turmalina sandía, cuarzo rosa, peridoto, crisoprasa, jasper y turquesa.

Aroma: Rosa.

Aceites de aromaterapia: La esencia de las rosas, la bergamota, la melisa, el geranio y el amaro.

Planeta o *graha*: Śukra, o 'Venus'.

Posturas recomendadas o *āsanas*: La torsión espinal (*ardha-matsyendrāsana*), la cobra (*bhujaṅgāsana*) y el pez (*matsyāsana*).

Chakras secundarios relacionados con el *anāhata-cakra*: *Agni-jvālā*, *Anuchāyā* y *Bhairavī*. Estos tres centros secundarios funcionan en conjunto con todos los chakras menores y los *nāḍīs* relacionados con el *maṇipūra-cakra*. Están relacionados con el adecuado fluir de la energía a través de los *nāḍīs* que se encuentran bajo el control de *iḍa*.

Otros chakras: *Nitya-cakrā, padminī, kuṇḍalinī, nityā, kurukuḷḷā, kūṣmāṇḍī, paramā, priyaṅkarī, caṇḍa-nāyikā, vāsinī, aparṇā, gaurī, ghaṇṭā, ghora-rūpā, bhadrā, rakta-dantikā, bhadra-kālī, bhagavatī, bhāskarī, rañjanī, vāñchanī, vandī, brāhmaṇa-priyā, brahmarī, arundhatī, ratī, raudrī,* *retilālasā, revatī, ripuhā, rohiṇī, vāma-ratā, vana-devatā, aśapurā, bala-pramāthanī, bala-vikariṇī, vana-devī, cāmuṇḍā, bhāva-gamayā, caṇḍī, diti, bhayaṅ-karī, kṣātra-mālinī, lajjā, nir-añjanā, niṣ-kalā, lākinī, lamboṣṭhī, lohitā, mādhavī, nārāyaṇī, aindrī, ambikā, aṅgā, brāhmaṇī, caṇḍā, durgā, garuḍī, gopalī, grahṇā, gṛhāśayā, hākinī, caṇḍa-ghaṇṭa, caṇḍāvatī, hara-siddhi, kalā, kāla-rātri, hariṇī, kubjā, kulajā, lalitā, hema-kāṇṭi, heṅgulā, purāṇānvīkṣikī, lambā, kumārī, parṇā* y *kuṭāri-bhagavatī.*

***Sūrya-cakra*:** Es un centro secundario que posee seis pétalos; su ubicación está justo debajo del *anāhata-cakra*. El *sūrya-cakra* decrece su actividad durante las horas de la noche. Así como calienta el cuerpo, permite la actividad del *agni-tattva*, o 'el elemento fuego', en el *maṇipūra-cakra*. *Sūrya* significa en sánscrito 'la gran luz' y se refiere al dios del Sol, que cruza el paraíso en su carruaje tirado por siete caballos, los cuales representan los siete chakras. Su bellísimo cuerpo es brillante y luminoso; posee tres ojos y cuatro brazos. Este sustenta la vida sobre el planeta proveyendo energía y luz, y manteniendo los ciclos de las estaciones, y del día y la noche.

Los centros relacionados con *sūrya-cakra* son *soma-cakra*, *maṅgala-cakra*, *budha-cakra*, *guru-cakra*, *śukra-cakra*, *śani-cakra*, *rāhu-cakra* y *ketu-cakra*.

Funcionamiento equilibrado del chakra: Cuando está abierto, este centro brinda seguridad en las relaciones, sensibilidad, simpatía, confianza y amor hacia uno mismo y el prójimo, bondad, ayuda, flexibilidad, salud, equilibrio, ritmo vital, optimismo, entusiasmo, calor, paz interna y armonía. Cuando este centro interactúa armónicamente con los demás, nos transformamos en centros acogedores de reconciliación que unen a los seres humanos de nuestro entorno; irradiamos cordialidad, obsequiamos alegría y calor naturales capaces de abrir los corazones de quienes nos rodean.

Funcionamiento desequilibrado del chakra: Un deficiente funcionamiento de este chakra se manifiesta como una falta de sensibilidad hacia el prójimo y hacia sus sentimientos, gran vulnerabilidad y exagerada dependencia del afecto, cariño y simpatía de los otros, trabas a nivel emocional, dificultad para crear nuevos vínculos y relaciones, nostalgia de una relación, dificultad para recibir amor y cariño, sentimientos y pensamientos negativos, pesimismo, falta de armonía y coherencia entre lo emocional y lo mental, falta de interés por la vida, falta de entusiasmo y motivación, exagerada sensibilidad al ser rechazado. Las personas con este centro cerrado, por lo general, manifiestan sequedad y desinterés en sus relaciones con el prójimo. Los síntomas a nivel fisiológico de un *anāhata* desequilibrado son hombros caídos, pecho plano, sensación de un cinturón de metal alrededor del pecho, problemas respiratorios, enfermedades relacionadas con los pulmones y la piel, enfermedades de los músculos del corazón. Las dificultades al respirar o las complicaciones en los pulmones, los órganos del aire, indican tensión en el chakra del corazón.

***Yantra*:** Desde este centro nacen doce *nāḍīs*, que están representados por doce pétalos. Estos simbolizan las doce cualidades que contiene el corazón: dicha, paz, armonía, amor, comprensión, simpatía, claridad, pureza, unidad, compasión, bondad y perdón. De acuerdo con el *tantra-yoga*, el triángulo con el vértice hacia abajo representa la femineidad y aquel con su vértice hacia arriba, la masculinidad. El mensaje que se encuentra tras esta estrella es el del equilibrio y la armonía entre las partes: hombre y mujer, inspiración y espiración, noche y día, vida y muerte. Los opuestos, en realidad, constituyen partes que se complementan. Percibimos conflicto por doquier porque creyéndonos ser partes, percibimos solo partes y no la totalidad.

अनाहत चक्र

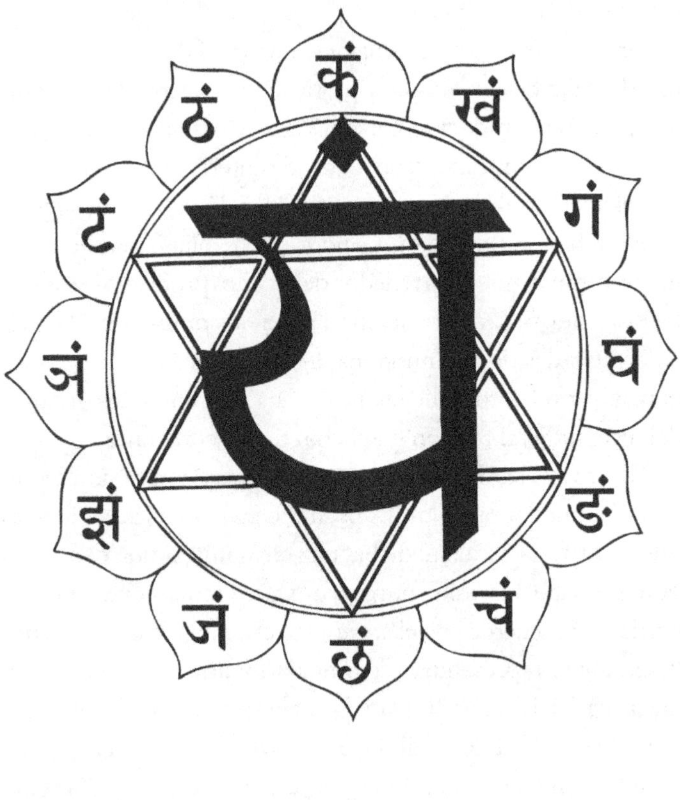

Yantra del *anāhata-cakra*

Quinto chakra: *Viśuddha-cakra* o 'chakra de la garganta'

El chakra laríngeo está situado en el cuello. A diferencia de los otros centros, se encuentra en un sector sumamente estrecho. El *viśuddha-cakra* es el primero de los chakras superiores y está íntimamente relacionado con nuestra capacidad de comunicación. El *Śiva Saṁhitā* se refiere al quinto centro energético de la siguiente manera:

kaṇṭha-sthāna-sthitaṁ padmaṁ
viśuddhaṁ nāma pañcamam
suhemābhaṁ svaropetaṁ
ṣoḍaśa-svara-saṁyutam
chagalāṇḍo 'sti siddho 'tra
śākinī cādhidevatā

Este loto, situado en la garganta, es el quinto chakra llamado *viśuddha*. Su color es como el oro brillante y está adornado con dieciséis pétalos y es el asiento de las vocales (es decir, sus dieciséis pétalos están designados por las dieciséis vocales: *A, Ā, I, Ī, Ū, Ṛ, Ṝ, Ḷ, Ḹ, E, Ai, O, Au, Aṁ, Aḥ*. (*Śiva Saṁhitā*, 5.90).

dhyānaṁ karoti yo nityaṁ
sa yogīśvara-paṇḍitaḥ
kintvasya yogino 'nyatra
viśuddhākhye saro-ruhe
catur-vedā vibhāsante
sa rahasyā nidher iva

Quien siempre medita en él es en verdad el Señor de los yoguis y merece ser llamado sabio; mediante la meditación en este loto *viśuddha*, el yogui entiende de una vez los cuatro Vedas y sus misterios. (*Śiva Saṁhitā*, 5.91).

Desde este centro nace la necesidad de compartir nuestras experiencias y de comunicar nuestras ideas y sentimientos al prójimo; es decir, nuestra necesidad de expresión y recepción. Por ende, este centro está relacionado con todos los aspectos del arte. Tanto el *svādhiṣṭhāna* como el *viśuddha* están relacionados con el arte: el primero, por su relación con el sexo; el segundo, por su influencia en la comunicación. La creatividad y la sexualidad son una misma energía. El mismo poder capaz de crear un niño puede crear una pintura, un poema o una sinfonía. En el plano físico, el quinto centro se relaciona en especial con la garganta, la glándula tiroides y las paratiroides, el sistema linfático, las cuerdas vocales, los oídos, la voz, los hombros, la boca, y en general con nuestra facultad de hablar.

Dondequiera que se produzca una correspondencia o transmisión entre dos o más entidades, el quinto chakra adquiere un lugar primordial. Toda comunicación requiere de un emisor (aquel que transmite un mensaje determinado), un receptor (aquel que recibe dicho mensaje), un mensaje (la información enviada) y un canal (el elemento que permite que el mensaje sea enviado). Si se produce una interferencia, es decir, si uno de los elementos mencionados falla, la comunicación es imposible.

Para comunicarnos adecuadamente, es esencial ser tanto un emisor como un receptor, es decir, debemos desarrollar tanto nuestra capacidad receptiva como la expresiva y otorgar a ambas igual importancia. Si deseamos cultivar la receptividad, será necesario despertar un interés sincero por nuestros semejantes, porque solo entonces desarrollaremos un auténtico deseo por conocerlos y saber de ellos. Escuchar otros puntos de vista nos enriquece en gran medida, porque nos permite apreciar la vida desde un ángulo diferente. Se dice que la vida nos dio dos orejas y una boca para que escuchemos el doble de lo que hablamos, ya que es un hecho que se aprende más escuchando que hablando.

En la mayoría de las conversaciones, veremos que prácticamente todos se ocupan más de hablar que de escuchar. Muchos prefieren la posición de emisores, mientras que pocos aceptan el lugar de receptores y prestan atención; más que escuchar, muchos prefieren ser escuchados. Cada uno de ellos está más interesado por lo que dice que en prestar atención al prójimo. Lo que en general llamamos conversación parece más un monólogo. Es imposible escuchar con claridad si hay mucho bullicio a nuestro alrededor. Asimismo, para captar lo que se nos dice, es esencial guardar silencio interior. Nuestro bullicio mental, producto de una mente agitada por los deseos, no permite escuchar con atención el mensaje. La meditación no es una técnica o un método, sino pura receptividad.

A menudo, las personas se pelean, discuten, se sienten ofendidas, y, muchas veces, es a causa de problemas de comunicación. Vivimos la vida desde lo conocido; nuestro pasado filtra nuestras reacciones y actitudes. Es imposible que uno comprenda al otro y evitar malentendidos si nos comunicamos desde el pasado. Nuestro interlocutor menciona algo y, de inmediato, lo conectamos con nuestro pasado. Antes de que la otra persona haya finalizado de exponer su punto de vista, ya hemos llegado a una conclusión y estamos preparados para responder. Realmente no comprendemos lo que nos dicen, sino que lo interpretamos de acuerdo con nuestras experiencias pasadas.

En nuestros esfuerzos por comunicarnos intervienen la mente y el pasado. La mente interpreta y compara con lo que almacenó en un gran depósito de lo conocido. Ella no sabe escuchar, porque para escuchar debe transformarse en silencio. La calidad de la comunicación aumentará en la medida en que seamos menos mente. La perfecta comunicación, sin riesgo de malentendidos, puede producirse solo sin la mente, es decir, entre seres que no actúan a través de la mente, seres que se mueven en el ahora, sin interpretaciones o comparaciones. Entonces, el diálogo puede entablarse incluso sin necesidad de palabras; una mirada o el silencio pueden ser tremendamente comunicativos. Solo el iluminado, aquel que no actúa a través del instrumento de la mente, puede dialogar con los árboles, las flores, las estrellas, la vida, la existencia o Dios. Por eso, la comunicación encuentra su más elevada expresión en la meditación.

Lista de propiedades del *viśuddha-cakra*

Significado del nombre: La palabra *śuddhi* significa 'purificación'. Este es el centro de la comunicación. Nos purifica en el sentido de que nos comunica, en última instancia, con nosotros mismos, con lo que somos, con nuestra realidad. La pureza no es algo que podemos crear, practicar, cultivar o adquirir desde el mundo externo. La pureza es nuestro estado y condición natural, es lo que realmente somos.

Nombres alternativos del chakra: También se le llama el chakra laríngeo. Dentro de la terminología tántrica se le denomina: *ākāśa* (éter), *kaṇṭha* (la garganta), *kaṇṭha-deśa* (la zona de la garganta), *kaṇṭhāmbhoja* (el loto de la garganta), *dvy-aṣṭa-patrāmbuja* (el loto con los dieciséis pétalos), *kaṇṭhāmbuja* (el loto de la garganta), *kaṇṭha-padma* (el loto de la garganta), *kaṇṭha-paṅkaja* (el loto de la garganta), *nirmala-padma* (el loto inmaculado y puro), *ṣoḍaśa* (el de los dieciséis), *ṣoḍaśa-dala* (el de los dieciséis pétalos), *ṣoḍaśa-patra* (el de los dieciséis pétalos), *ṣoḍaśāra* (el de los dieciséis), *ṣoḍaśollasa-dala* (el de los dieciséis pétalos brillantes), *viśuddha* (el puro) y *viśuddhi* (purificación). En los Vedas y los *upaniṣads*, lo podemos encontrar también bajo los siguientes nombres: *kaṇṭha-cakra* (el chakra de la garganta), *viśuddha* (el puro), *viśuddhi* (el purificador). En la terminología puránica, lo encontramos como *viśuddha* (el puro) o *viśuddhi* (purificación).

Ubicación: Está ubicado en el cuello, a la altura de la garganta, dentro del *suṣumṇā-nāḍī*, donde se encuentran la columna vertebral y la médula oblonga, en la glándula tiroides.

***Kṣetram*:** En la parte delantera del cuello, en el hoyo de la garganta.

Deidad que lo preside o *deva*: El quinto centro energético es presidido por la deidad llamada Pañca-vaktra-śiva. Este nombre significa 'el Śiva de las cinco caras'. Sus cinco cabezas o rostros se identifican con la naturaleza de cada uno de los cinco elementos o *pañca-bhūtas*: Aghora es la de la naturaleza del éter, o *ākāśa*; Īśāna, cuya naturaleza es la del agua (*ap* o *jala*); Mahā-deva, cuya naturaleza es la de la tierra (*bhūmi* o *pṛthvī*); Sadāśiva, cuya naturaleza es la del aire (*vāyu*), y, finalmente,

Rudra, cuya naturaleza es la del fuego, (*tejas* o *agni*). Asimismo, Pañca-vaktra-śiva posee cuatro manos: en una de sus manos derechas sujeta una *mālā*, con la otra ejecuta un *abhaya-mudrā* que hace desaparecer todo miedo y temor; en una de sus manos izquierdas sujeta el sagrado tridente y en la otra mantiene el tambor *damaru*.

Diosa o *devī*: La diosa y *śakti* de este chakra es Śākinī, o 'la poderosa'. Ella viste un bello sari de color amarillo y otorga sabiduría y poderes místicos. En sus cuatro manos encontramos un arco, una flecha, un lazo y el aguijón.

sudhā-sindhoḥ śuddhā nivasati kamale śākinī pīta-vastrā
śaraṁ cāpaṁ pāśaṁ sṛṇim api dadhatī hasta-padmaiś caturbhiḥ
sudhāṁśoḥ saṁpūrṇaṁ śaśa-pari rahitaṁ maṇḍalaṁ karṇikāyāṁ
mahā-mokṣa-dvāraṁ śriyam abhimata-śīlasya śuddhendriyasya

> Más pura que el Océano de Néctar es la śakti Śākinī que habita en este loto. Su vestido es de color amarillo, y en sus cuatro manos de loto lleva el arco, la flecha, el lazo y el aguijón. Toda la región de la Luna sin la marca del hare (manchas en la Luna) se encuentra en el pericarpio de este loto. Esta [región] es la puerta a la gran liberación para aquel que desea la riqueza del yoga y cuyos sentidos son puros y están controlados. (*Ṣaṭ-cakra-nirūpaṇa* por Swami Pūrṇānanda, 30).

Elemento o *tattva*: Éter, o *ākāśa*. Este elemento es el más sutil de todos. Sus principales cualidades son el sonido, el frío, la sutileza y la transparencia. El éter es un elemento que se encuentra presente en las diferentes cavidades de nuestra anatomía, como la nariz, la boca, el tubo digestivo, las vías respiratorias, los tejidos, los capilares de los vasos sanguíneos y las células. Cuando el éter se expresa de manera negativa, nuestra inclinación es la de sentirnos aturdidos frente a los problemas o en las situaciones de peligro. Al expresarlo adecuadamente, se disfruta de una sensación de expansión. Este elemento es el espacio que facilita la comunicación, es decir, expresar y compartir la información con los semejantes, describir lo que ocurre en nuestro mundo interior, nuestras emociones y sentimientos, así como nuestras experiencias y vivencias. De la misma manera, nos permite escuchar lo que otros desean compartir con nosotros, lo cual es muy importante, porque nos brinda la oportunidad de conocer las diferentes formas de ver la vida.

Color del chakra: Celeste.

Color del *tattva*: Azul.

Poder asociado con este centro: El conocimiento de las sagradas escrituras. El poder de leer los pensamientos del prójimo y la posibilidad de vivir sin ingerir alimentos.

Simbolismo esotérico del chakra:

Número de pétalos: Dieciséis.

Mantras de los pétalos: *Aṁ*, *Āṁ*, *Iṁ*, *Īṁ*, *Uṁ*, *Ūṁ*, *Ṛṁ*, *Ṝṁ*, *Ḷṛṁ*, *Ḷṝṁ*, *Eṁ*, *Aiṁ*, *Oṁ*, *Auṁ*, *Aṁ* y *Aḥ*.

Mantra del chakra: *Haṁ*.

Figura del *maṇḍala*: Círculo.

Animal del chakra: Un elefante blanco es el símbolo de este chakra. El color blanco representa la pureza. Por su movimiento majestuoso, el elefante también representa estabilidad y determinación.

Plano o *loka*: *Jana* o *Janar-loka*. De acuerdo con las escrituras, este es el plano de los *devas*.

Elemento sutil o *tanmātra*: Śabda, o 'sonido'. Son pocos los que se detienen a apreciar el increíble milagro que constituye el sentido de la audición, gracias al cual es posible la comunicación. En general, nos parece que el habla, la capacidad de emitir sonidos, el lenguaje, la habilidad de comprender y utilizar adecuadamente esos sonidos son los fundamentos y la base de la comunicación; sin embargo, la audición es imprescindible para su correcto desarrollo. Sin este sentido, no nos sería posible oír los sonidos de la naturaleza ni la música. Si entendemos que el origen de la manifestación cósmica es el sonido, es fácil comprender el profundo significado que posee este sentido al ser desarrollado hasta sus niveles sutiles.

Lo que ocurre en la superficie puede ser aplicado a nuestra realidad interior. De la misma manera que el griterío no nos permite escuchar lo que alguien nos dice, el bullicio mental nos impide percibir nuestro silencio interior. El griterío de nuestras ideas, conceptos, conclusiones y pensamientos no nos permite escuchar el silencio de nuestro espacio interior.

Glándula: Tiroides o paratiroides.

Órgano sensorio o *jñanendriya*: Oídos (*śrotra*), el órgano auditivo.

Órgano de acción o *karmendriya*: Boca (*vāk*) para el habla (*vāgindriya*). También según el shaivismo de Chachemira.

Conducto energético o *nāḍī*: *Sarasvatī*.

Bioelemento o *doṣa*: *Vāta* (elemento aireado).

Aire vital o *vāyu*: *Udāna*.

Envoltura o *kośa*: *Vijñāna-maya*, o 'envoltura intelectual'.

Piedras: Amazonita, ámbar, celestina, cuarzo blanco, cuarzo citrino, jaspe rojo, rubí, aguamarina, ágata azul, ágata musgosa, turquesa y lapislázuli.

Aroma: Eucalipto.

Aceites de aromaterapia: Salvia, eucalipto, lavanda,

sándalo, neroli, mirra y camomila.

Planeta o *graha*: Budha, o 'Mercurio'.

Posturas recomendadas o *āsanas*: La postura sobre los hombros (*sarvāṅgāsana*), el pez (*matsyāsana*), el arado (*halāsana*) y la torsión espinal (*ardha-matsyendrāsana*).

Chakras secundarios relacionados con el *viśuddha-cakra*: *śaṅkya, śānti, śānti-karī, śiva-dhūti, śiva-rūpiṇī, śobhanā, śruti, śubhadā, siddhi, śivā, śiva-dhūti, skanda-mātā, smṛti, śreṣṭinī, śrī, śrī-bhīṣani, śrī-dhara-dhuri, śrī-ja, śrī-lampaṭā, śrī-nandinī, śucaṇḍā, śuddhā, sudharmiṇī, śūlakarā, sumaṅgalā, sunandā, suprabhā, surekhā, surūpā, sūrya-putrī, sumanā, suśītalā, sutārā, svāhā, śvetā, tapasvinī, tārā, totilā, tri-daśeśvarī, tri-purā, tṛpti, tuṣṭi, tvaritā, tgra-caṇḍā, ullotā, ullukā, umā, vaiṣṇavī, vāmanī, vārāhī, vāyavyā, vedārtha-jananī, vidyā, vijayā, vikaralī, vimalā, vināyakī* y *virajā.*

Funcionamiento equilibrado del chakra: Un buen funcionamiento de este chakra se manifiesta como una gran responsabilidad, creatividad, riqueza de ideas, alta capacidad de comunicación y expresión, gran capacidad de atención, gozo de dar y compartir, independencia, fluidez con la vida, personalidad desarrollada, fuerte sistema inmunológico.

Funcionamiento desequilibrado del chakra: Entre los síntomas característicos de un *viśuddha-cakra* cerrado se destacan los problemas en la voz, dificultades en la comunicación, el balbuceo, el miedo a hablar por no hacer el ridículo, o bien la necesidad de hablar sin parar, tono de voz excesivamente bajo o alto, falta de creatividad, inseguridad para crear, evasión de la responsabilidad, infantilismo, nostalgia de estabilidad y seguridad, depresión, obstinación, aislamiento, odio personal, repugnancia por la vida. Al bloquearse este centro energético, es muy difícil intentar expresar incluso los sentimientos, las emociones y las experiencias. La voz y los gestos se utilizan de forma superficial y tímida, sin suficiente significado. Los problemas fisiológicos son debilidad, problemas digestivos, problemas vocales, inestabilidad en el peso, resfríados frecuentes, afecciones de garganta, irritación de las cuerdas vocales e infecciones, tensión en los hombros, el cuello y la nuca, y la rigidez en los brazos y manos.

***Yantra*:** Desde este centro nacen los dieciséis *nāḍīs* representados por dieciséis pétalos. Debido a que es el centro del sonido, estos representan las dieciséis vocales del alfabeto sánscrito. Los *bījākṣaras*, o las letras sánscritas relacionadas con estos pétalos, son *Aṁ*, *Āṁ*, *Iṁ*, *Īṁ*, *Uṁ*, *Ūṁ*, *Ṛṁ*, *Ṝṁ*, *Ḷṛṁ*, *Ḹṝṁ*, *Eṁ*, *Aiṁ*, *Oṁ*, *Auṁ*, *Aṁ* y *Aḥ*. La vibración del corazón del centro posee su propia letra que es *haṁ*. En su centro yace un triángulo de color blanco con un círculo que representa el éter.

विशुद्ध चक्र

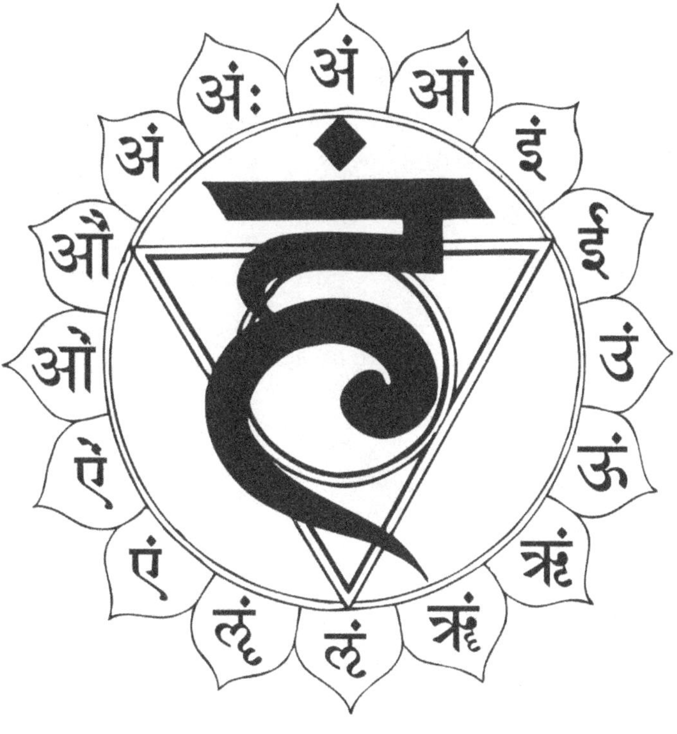

Yantra del *viśuddha-cakra*

Sexto chakra: *Ājñā-cakra* o 'chakra del tercer ojo'

jvalad dīpā-kāraṁ tad anu ca navīnārka-bahula-
prakāśaṁ jyotir vā gagana-dharaṇī-madhya-militam
iha sthāne sākṣād bhavati bhagavān pūrṇa-vibhavo
'vyayaḥ sākṣī vahneḥ śaśi-mihirayor maṇḍala iva

Entonces, él también ve la luz que tiene la forma de una lámpara encendida. Es brillante como el resplandeciente y claro Sol de la mañana, y radiante entre el cielo y la Tierra. Es aquí donde Bhagavān se manifiesta en la plenitud de su poder. Él no conoce la decadencia, y atestigua todo, y es aquí, como es en la región del fuego, de la Luna y del Sol. (*Ṣaṭ-cakra-nirūpaṇa* por Swami Pūrṇānanda, 37).

bhravor madhye śiva-sthānaṁ
manas tatra vilīyate
jñātavyaṁ tat-padaṁ turyaṁ
tatra kālo na vidyate

El entrecejo es el lugar de Śiva, allí donde la mente es absorbida. Ese lugar llamado *turīya*, donde la muerte no existe, debe ser buscado. (*Haṭha-yoga-pradīpika*, 4.48).

ājñā-padmaṁ bhruvor madhye
hakṣopetam dvi-patrakam
śuklābhaṁ tan mahā-kālaḥ
siddho devy atra hākinī

> El chakra de dos pétalos llamado *ājñā* está situado en el entrecejo y tiene las letras *Ha* y *Kṣa*; es de brillo blanco; el adepto que lo preside es Mahā-kāla (gran tiempo); lo preside la diosa Hākinī. (*Śiva Saṁhitā*, 5.96).

El sexto chakra constituye el asiento de las facultades cognitivas, como *buddhi*, *citta*, *ahaṅkāra*, *manas* y los sentidos (*indriyas*). El ā*jnā-cakra* está vinculado íntimamente a la vista, el lóbulo frontal del cerebro, las funciones vegetativas y la capacidad de imaginar y fantasear. Al centrar la atención, involucramos directamente a este chakra, el cual se ve afectado proporcionalmente por la intensidad de nuestra concentración. Cuando este centro despierta, experimentamos mayor claridad mental y podemos observar nuestra situación en la vida con más frescura.

Así como nuestros ojos físicos nos permiten ver en el plano burdo, el tercer ojo posibilita la visión de los planos trascendentales ocultos. Junto con el despertar de este centro, se desarrollan los poderes extrasensoriales, la clarividencia y las facultades intuitivas. La percepción de auras y la inteligencia superior capaz de ver el futuro y el pasado se encuentran íntimamente conectadas con este centro frontal.

Es aquí donde se encuentra el *rudra-granthi*, o 'el nudo de Rudra', que es la válvula que bloquea el ascenso de la *kuṇḍalinī-śakti* hacia el *sahasrāra-cakra* si no se ha superado la idea de un yo separado. El *ājñā-cakra* señala el comienzo de nuestro propio despertar, corresponde al *savikalpa-samādhi* o '*samādhi* con diversidad'.

Junto con la apertura del *ājñā-cakra*, se agudiza considerablemente la observación y florece la intuición que pone fin a toda miopía mental, sentimental y espiritual. Solo una ínfima cantidad de almas han despertado este centro y trascendido todo apego y egoísmo; se llaman *mahātmas*, o 'grandes almas'. Cuando *kuṇḍalinī-śakti* alcanza este punto, la conciencia se expande y los yoguis pueden percibir la divinidad, aunque aún se perciben a sí mismos como diferentes de la conciencia.

Lista de propiedades del *ājñā-cakra*

Significado del nombre: La palabra *ājñā* significa 'orden', 'mando' o 'autoridad'. Un significado alternativo es 'poder ilimitado'.

Nombres alternativos del chakra: Este chakra también se conoce como *ātma-netra* (el ojo del alma), *tṛtīya-netra* (el tercer ojo), *śiva-netra* (el ojo de Śiva), *divya-cakṣu* (el ojo divino) y *jñāna-cakṣu* o *jñāna-netra* (el ojo del conocimiento). También se le denomina *guru-cakra* (el chakra del gurú) porque, de acuerdo con la astrología, el planeta Júpiter, que en sánscrito es *guru*, influye en el sexto centro. A través de este centro, el discípulo recibe parte de la guía y enseñanzas de su maestro espiritual. Dentro de la terminología tántrica, encontramos este chakra bajo las siguientes denominaciones: *ājñā-patra* (la hoja invencible), *ājñā* (la autoridad o el poder ilimitado), *ājñā-pura* (la ciudad poderosa), *ājñā-purī* (la ciudad poderosa), *ājñā-paṅkaja* (el loto poderoso), *bhrū-mādhya* (el que está en el entrecejo), *bhrū-mādhya-cakra* (el chakra en medio de las cejas), *ājñāmbhoja* (el poderoso loto), *bhrū-mādhya-ga-padma* (el loto que se encuentra entre las cejas), *bhru-mūla* (la raíz de las cejas), *bhrū-saro-ruha* (la ceja de loto), *bhrū-maṇḍala* (el círculo de las cejas), *dvi-dala* (el de dos pétalos), *dvi-dala-kamala* (el loto de dos pétalos), *dvi-dalāmbuja* (el loto de dos pétalos), *dvi-patra* (el de dos pétalos), *jñāna-padma* (el loto de la sabiduría), *netra-padma* (los ojos de loto), *netra-patra* (la hoja de los ojos), *Śiva-padma* (el loto de Śiva) y *tri-veṇi-kamala* (el loto de la triple confluencia). Los Vedas y los *upaniṣads* también se refieren a este centro como *ājñā*, *baindava-sthāna* (el lugar del todopoderoso), *bhrū-yuga-mādhya-bila* (el foso situado en la conexión de las cejas), *bhrū-cakra* (el chakra de las cejas) y *dvi-dala* (el de dos pétalos). En la terminología puránica, lo encontramos como *ājñā*, *dvi-dal* y *tri-rasna* (el de tres partes).

Ubicación: El lugar físico del sexto centro corresponde a la glándula pituitaria, bajo la base del cerebro.

Kṣetram: En el *Bhrū-madhya*, el centro del entrecejo.

Deidad que lo preside o *deva*: La deidad del sexto centro es Ardha-nārīśvara, que es la unión o síntesis de Śiva y Śakti. Consta de dos mitades: la derecha es *Śiva*, masculina y de color azul alcanforado, mientras que la izquierda es Pārvatī, femenina y de color rosado. Ardha-nārīśvara nos enseña que Dios no puede permanecer separado de su *śakti*, o 'su energía creadora'. Esta deidad representa el complemento perfecto de los opuestos; la síntesis entre lo masculino y lo femenino; la desaparición de toda dualidad; y la revelación de la totalidad. Este aspecto equivale al *liṅga* y al *yoni* juntos. En la mano derecha, sostiene el sagrado tridente, el cual representa las tres modalidades de la naturaleza (*sattva*, *rajas* y *tamas*); el pasado, presente y futuro; la trinidad (*tri-puṭī*) del conocimiento, el conocedor y lo conocido; y el plano material, astral y causal. La mitad femenina está vestida con un bello sari rojo y sostiene en su mano una flor de loto como símbolo de pureza.

Diosa o *devī*: La diosa que preside este centro es Hākinī, que posee seis cabezas y cuatro brazos. El mantra de Hākinī-śakti es *Oṁ śrī-hākinyai namaḥ* (*Oṁ*, respetuosas reverencias a Hākinī). La diosa está sentada sobre una flor de loto. Su piel es de un bellísimo color rosa, está muy decorada con hermosas joyas doradas y piedras preciosas. En cuatro de sus manos sostiene un libro en señal de conocimiento, el tambor del Señor Śiva llamado *ḍamaru*, un cráneo y una *mālā*, mientras que con sus dos manos restantes ejecuta el *mudrā* que ofrece bendiciones y el que disipa el miedo.

ājñānām āmbujaṁ tadd hima-kara-sadṛśaṁ
dhyāna-dhāma-prakāśaṁ
ha-kṣābhyāṁ vai kalābhyāṁ
parilasita-vapur-netra-patraṁ-su-śubhram
tan madhye hākinī sā śaśi-sama-dhavalā vaktra-ṣaṭkaṁ dadhānā
vidyāṁ mudrāṁ kapālaṁ ḍamaru-japa-vaṭīṁ bibhratī śuddha-cittā

> El loto llamado *ājñā* es como la Luna [bellamente blanca]. Sobre sus dos pétalos están las letras *Ha* y *Kṣa*, que también son blancas y realzan su belleza. Brilla con la gloria de *dhyāna* (meditación). En su interior está la *śakti* Hākinī, cuyas seis caras son como otras tantas Lunas. Ella tiene seis brazos: en uno de ellos sostiene un libro, otros dos están elevados en los gestos de la disipación del miedo y la concesión de deseos, y con el resto, sostiene un cráneo, un pequeño tambor y un rosario. Su mente es pura (*śuddha-citta*). (*Ṣaṭ-cakra-nirūpaṇa* por Swami Pūrṇānanda, 32).

Elemento o *tattva*: Mente, o *manas*. El elemento del centro frontal es la mente, que constituye el centro del conocimiento cuando está enfocada en lo relativo y material, pero que se vuelve la fuente de la sabiduría cuando se interioriza y se funde.

Color del chakra: Índigo.

Color del *tattva*: No posee.

Poder asociado con este centro: La posibilidad de entrar en otro cuerpo y la adquisición de poderes místicos.

Simbolismo esotérico del chakra:

Número de pétalos: Dos.

Mantras de los pétalos: *Kṣaṁ* y *Haṁ*.

Mantra del chakra: *Oṁ*.

Figura del *maṇḍala*: Círculo.

Animal del chakra: Gacela negra.

Plano o *loka*: *Tapa* o *tapa-loka*, o 'el plano de la austeridad'.

Elemento sutil o *tanmātra*: No posee.

Glándula: La pituitaria, llamada también hipófisis.

Órgano sensorio o *jñanendriya*: No posee.

Órgano de acción o *karmendriya*: No posee.

Conducto energético o *nāḍī*: *Iḍā* y *piṅgalā*.

Bioelemento o *doṣa*: No posee.

Aire vital o *vāyu*: *Prāṇa*, *apāna*, *vyāna*, *samāna* y *udāna*.

Envoltura o *kośa*: *Vijñāna-maya*, o 'envoltura intelectual'.

Piedras: Aguamarina, amazonita, calcedonia, pirita, siderita, topacio, turquesa, amatista, jade, lapislázuli, cornalina, zafiro azul y piedra lunar.

Aroma: Jazmín.

Aceites de aromaterapia: Menta, jacinto, violeta, geranio, jazmín, vetiver, albahaca, pachuli y romero.

Planeta o *graha*: Śani, o 'Saturno'.

Posturas recomendadas o *āsanas*: La cobra

(*bhujaṅgāsana*) y la pinza (*paścimottānāsana*).

Chakras secundarios relacionados con el *ājñā-cakra*: *Lalāṭā, agni-kuṇḍā, viśālākṣi, viṣṇu-māyā, visma-locanā, vriddhi, yama-bhaganī, yama-ghaṇṭā, yaśā, manotigā, mati, mātrikā, māyāvī, mayūrī, medhā, megha-vāsinī, mohinī* y *mukta-keśī.*

Funcionamiento equilibrado del chakra: Un buen funcionamiento se expresa como equilibrio en los órganos pares del cuerpo, y también como concentración, equilibrio entre los polos de la personalidad, conciencia del alma, sabiduría, intuición, experiencias espirituales, potencia de pensamiento y una marcada fuerza de voluntad.

Funcionamiento desequilibrado del chakra: Un sexto centro hiperactivo se expresa con excesivo materialismo, autoritarismo y obstinación. Quienes poseen un sexto centro débil son muy influenciables y están faltos de determinación. Desde un punto de vista fisiológico, un mal funcionamiento del chakra frontal se expresará como falta de equilibrio en los órganos pares, como ojos, orejas, etcétera, con dolores de cabeza y problemas en la vista. Aquellos cuyo *ājñā-cakra* no funciona en armonía con el resto de los chakras viven solo a través del intelecto; su vida se desarrolla solo en su cabeza. Aceptan como realidad exclusivamente aquello que logran racionalizar y asimismo rechazan con rotundidad todo lo que no logran comprender. Algunos de los síntomas característicos de un desequilibrio en este centro son los problemas de concentración y de identidad, la dificultad para aceptar críticas, una exagerada represión, olvidos, carácter inestable, egocentrismo excesivo, irritabilidad, falta de sensibilidad para con los demás, escapismo de la realidad e inclinación al aislamiento. En general, el mal funcionamiento del *ājñā-cakra* puede manifestarse como hiperactividad mental y un exagerado constante parloteo interno.

***Yantra*:** El diagrama del *ājñā-cakra* posee dos pétalos, que representan los dos ojos con los cuales percibimos la realidad física. Entre ambos yace un círculo que representa el tercer ojo o el ojo del alma, que es el lugar donde se fusiona toda dualidad para convertirse en conciencia integrada. También se considera que los dos pétalos de este centro representan a *ātma* y a *param-ātma*. Las letras de estos dos pétalos son *Kṣaṁ* y *Haṁ*; estas dos letras constituyen los *bīja-mantras* de Śakti y Śiva. Los dos pétalos representan asimismo los *nāḍīs iḍā* y *piṅgalā*, los cuales se encuentran y fusionan en este preciso lugar con el *nāḍī* principal (*suṣumṇā-nāḍī*), antes de ascender al *sahasrāra-cakra*. En el *ājñā-cakra* se produce la experiencia del cuarto estado o *turīya*, por encima de los otros tres estados inferiores, que son *jāgrat* (estado de vigilia), *svapna* (dormir con sueños) y *suṣupti* (dormir profundo). La vibración del corazón del centro posee su propio mantra, el cual es *Oṁ*.

आज्ञा चक्र

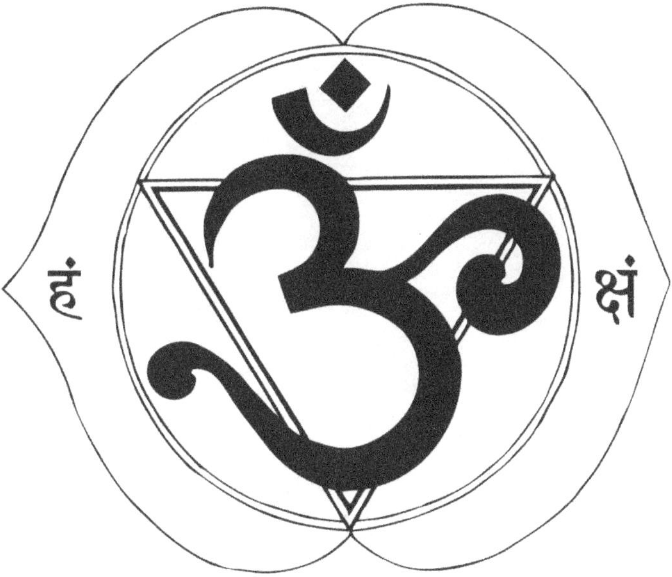

Yantra del *ājñā-cakra*

Séptimo chakra: *Sahasrāra-cakra* o 'chakra coronal'

El *brahma-randhra*

Brahma-randhra significa 'el hueco de Brahman', también denominado *daśama-dvāra*, o 'la décima puerta'. A través del *brahma-randhra*, la *kuṇḍalinī-śakti* pasa para alcanzar el *sahasrāra-cakra*. El *brahma-randhra* es un lugar en la coronilla denominado «fontanela anterior» o «fontanela bregmática». Con forma cuadrangular, es una de las separaciones en el cráneo de los bebés visible hasta aproximadamente los doce a dieciocho meses. Esta se sitúa entre los dos parietales y las dos mitades del frontal. A medida que el bebé crece, se forman suturas que, posteriormente, se fusionan para convertirse en áreas óseas cerradas y sólidas por el resto de su vida. Desde el *brahma-randhra* fluye el néctar que produce la fusión de la *kuṇḍalinī* con Śiva. En el momento de la muerte, el *brahma-randhra* se rompe y la energía vital sale a través de este.

tad-ūrdhve śaṅkhinyā nivasati śikhare śūnya-deśe prakāśaṁ
visargādhaḥ padmaṁ daśa-śata-dalaṁ pūrṇa-candrāti śubhram
adho vaktraṁ kāntaṁ taruṇa-ravi-kalā-kānti-kiñjalka-puñjaṁ
a-kārādyair varṇaiḥ pravilasita-vapuḥ kevalānanda-rūpam

> Por encima de todo esto, en el espacio vacío en donde está el *śaṅkhinī-nāḍī*, y por debajo del *Visarga*, está el loto de mil pétalos. Este loto, brillante y más blanco que la Luna llena, tiene su cabeza girada hacia abajo. Es encantador. Sus filamentos agrupados están teñidos con el color del joven Sol. Su cuerpo es luminoso con todas las letras comenzando por la letra *A*, y es la dicha absoluta. (*Ṣaṭ-cakra-nirūpaṇa* por Swami Pūrṇānanda, 40).

Aunque cada chakra posee su existencia independiente, todos se encuentran íntimamente unidos entre sí y cada uno preserva su conexión al *sahasrāra-cakra* en todo momento. En este séptimo chakra, los seis centros básicos encuentran su síntesis e integración.

No es casual que el centro de la coronilla ocupe el séptimo lugar; se trata de un número de tremendo significado esotérico. En varias culturas, el número siete se relaciona con la creación o el proceso que atraviesa la conciencia al expresarse desde lo sutil a lo burdo. La estructura chákrica constituye una representación microcósmica de la creación. Es decir, es un reflejo del proceso universal que va desde lo sutil a niveles más y más burdos. El *kuṇḍalinī-yoga* apunta hacia la dirección opuesta, un movimiento involutivo de la conciencia, desde lo burdo hacia lo sutil.

El *sahasrāra-cakra* representa la culminación del proceso de la ascensión de la *kuṇḍalinī-śakti*, ante la cual se experimenta el éxtasis de la dicha absoluta, así como la expansión de la conciencia. Es la cúspide de un movimiento que se eleva a partir del *ājñā-cakra* como *savikalpa-samādhi* (*samādhi* con semilla o diversidad) para expresarse en el séptimo centro como *nirvikalpa-samādhi* (*samādhi* sin semilla). Cuando la *kuṇḍalinī* alcanza y perfora el chakra del tercer ojo, comienza el despertar, aunque aún quedan residuos del sueño o semillas. Solo en el séptimo centro el despertar es completo.

Se le llama también *sahasrāra-dala*, o 'el loto de los mil pétalos', y es representado por un *maṇḍala* que posee mil pétalos con una Luna. Evidentemente, el número de pétalos es un símbolo, podrían haber sido cien, cien mil o un millón; solo se trata de una manera de simbolizar un número incontable de pétalos, ya que este centro representa el infinito florecer del alma, la expansión eterna de la conciencia. En el plano relativo, percibimos el florecer como un proceso seguido siempre por un decaimiento: todo nace, se desarrolla, alcanza la madurez, para luego decaer y, finalmente, morir. El nacimiento es el comienzo de una muerte: en las entrañas del comienzo mora el final. El *sahasrāra* simboliza aquel florecer eterno en la conciencia, que es la iluminación, una ampliación infinita. Es el único chakra que se abre hacia arriba, hacia lo alto, a diferencia de los seis restantes: cinco se abren hacia adelante y el *mūlādhāra*, hacia abajo. El *sahasrāra* se abre hacia la realidad trascendental de la mente.

No es tarea fácil describir lo trascendental o definir el misterio; no es una labor sencilla verbalizar lo que trasciende los límites del lenguaje, explicar lo que yace más allá de las palabras. Mencionar algo acerca del *sahasrāra-cakra* es un auténtico desafío, por la dificultad que supone pronunciarnos acerca de algo cuya existencia antecede al lenguaje. Al estudiar el chakra coronal, debemos comprender que no se trata de un centro para hablar de él, porque es conciencia trascendental.

Solo un auténtico maestro realizado puede darnos alguna información acerca del chakra de los mil pétalos. Aquel que se mueve en lo trascendental, que conoce las praderas del silencio, puede posibilitar lo imposible, verbalizar algo del misterio, explicar algo de lo absoluto. Únicamente de los labios de un gurú realizado podemos escuchar palabras autorizadas acerca de la morada de Dios situada sobre la coronilla de la cabeza, lo cual lo convierte en el único centro situado fuera del cuerpo físico. Quizás por eso se le llama el chakra coronal, porque aunque la corona es un objeto ajeno al rey, al ubicarse sobre su cabeza, le indica su posición de monarca.

atrāste śiśu-sūrya-sodara-kalā candrasya sā ṣoḍaśī
śuddhā nīraja-sūkṣma-tantu-śatadhā-bhāgaika-rūpā parā
vidyut-koṭi-samāna-komala-tanūr-vidyotitādho mukhī
nityānanda-paraṁparātivigalat-pīyūṣa-dhārādharā

Aquí está la excelente [suprema] decimosexta parte de la Luna, o *kalā*. Ella es pura y se asemeja [en color] al Sol saliente. Ella es tan fina como la centésima parte de una fibra en el tallo de la flor de loto. Ella es radiante y suave y como diez millones de destellos de relámpagos, y está doblada hacia abajo. De ella, cuya fuente es el Brahman, fluye continua y copiosamente la corriente de néctar (o ella es el receptáculo de la corriente del néctar excelente que viene de la feliz unión de *para* y *parā*, o Śiva y Śakti). (*Ṣaṭ-cakra-nirūpaṇa* por Swami Pūrṇānanda, 46).

śiva-sthānaṁ śaivāḥ parama-puruṣaṁ vaiṣṇava-gaṇā
lapantīti prāyo hari-hara-padaṁ kecid apare
padaṁ devyā devī-caraṇa-yugalāṁbhoja-rasikā
munīndrāpy ante prakṛti-puruṣa-sthānam amalam

> Los *śaivas* lo llaman la morada de Śiva; los *vaiṣṇavas* lo llaman *Parama-puruṣa* (el supremo), otros, nuevamente, lo llaman el lugar de Hari-Hara. Aquellos que están llenos de pasión por los pies de loto de la Devī lo llaman la morada de la excelente Devī, y otros grandes sabios (*munis*) lo llaman el lugar puro de *Prakṛti-puruṣa*. (*Ṣaṭ-cakra-nirūpaṇa* por Swami Pūrṇānanda, 44).

Es aquí donde el yogui se despoja por completo de todo personalismo y despierta a la realidad universal. Se trata del fin de un larguísimo sendero que ha abarcado muchas vidas desde aquí hasta aquí. Es el lugar del gran reencuentro divino, la verdadera religión, donde lo individual es reabsorbido en la totalidad. Es el lugar de reintegración, el cual constituye el último paso en el gran proceso cósmico de la conciencia. Es la puerta desde lo mundano a lo trascendental, desde lo relativo a lo absoluto, desde la esclavitud a la libertad. Cuando el poder serpentino llega al centro de la coronilla, se cruza la frontera entre lo humano y lo divino.

Este centro corresponde a la Verdad absoluta porque representa la trascendencia de toda relatividad, es decir, la reintegración de la dualidad en la unidad, que es su fuente y origen. La fusión de Śiva y Śakti implica la disolución de toda dualidad. Śakti desaparece para emerger con Śiva como la única realidad absoluta. Cuando la *kuṇḍalinī* es absorbida, se lleva a cabo la fusión del conocedor, el conocimiento y lo conocido; se desarma la plataforma cognitiva sujeto-objeto. Cuando el fuego divino alcanza el chakra coronal, desaparece el sentido de separación y conceptos como espacio, tiempo y causalidad. El yogui trasciende el yo-idea, con todo su equipaje de deseos, ambiciones, e incluso el deseo de iluminación. La persona, con sus emociones, anhelos y deseos, es arrebatada para ser reabsorbida en la fuente u origen: la conciencia pura.

Al alcanzar el *sahasrāra*, se completa el proceso evolutivo donde lo individual emerge en la totalidad, lo personal se disuelve en lo universal. Solo a partir de este chakra podemos hablar de iluminación, ya que es un estado de completa ausencia de actividad mental. La realización del séptimo chakra está relacionada con el grado de pureza del yogui, la gracia del maestro espiritual y la misericordia divina.

Lista de propiedades del *sahasrāra-cakra*

Significado del nombre: 'La rueda de mil rayos'; también recibe nombres como *śūñya*, o 'vacío', y *cakra-nirālamba-purī*, o 'la ciudad de la independencia'.

Nombres alternativos del chakra: Al estudiar los Vedas, los *upaniṣads* o los *purāṇas*, podemos encontrarnos con otros nombres que se refieren a este centro energético. La terminología tántrica, por ejemplo, se refiere al *sahasrāra-cakra* con las siguientes denominaciones: *adho-mukha-mahā-padma* (el gran loto orientado hacia abajo), *amlāna-padma* (el loto brillante), *daśa-śata-dala-padma* o *sahasra-cchada-paṅkaja* (el loto de mil pétalos), *sahasra-dala* (la flor de loto), *paṅkaja* (loto), *sahasrābja* (el loto de mil [pétalos]), *sahasra-dala* (el de mil pétalos), *adho-mukha-padma* (el loto orientado hacia abajo), *sahasra-dala-padma* (el loto de mil pétalos), *sahasra-patra* (mil pétalos), *sahasrāra* (el de mil rayos), *sahasrārāmbuja* (el loto de mil rayos), *sahasrāra-mahā-padma* (el gran loto de mil rayos), *sahasrāra-padma* (el loto de mil rayos), *sahasrāra-saro-ruha* o *śiras-padma* (el loto de la cabeza), *śuddha-padma* (el loto puro), *vyoman* (paraíso) y *vyomāmbhoja* (el loto celestial). En la terminología védica, hasta los últimos *upaniṣads*, podemos encontrar referencias al *sahasrāra-cakra* bajo las siguientes denominaciones: *akāśa-cakra* (chakra del éter), *kapāla-sampuṭa* (el espacio entre las dos cavidades situadas en la cabeza), *sahasra-dala*, *sahasrāra*, *sahasrāra-kamala/paṅkaja/padma* (todos significan: el loto de los mil rayos), *sthāna* (el lugar), *vyoma* (el paraíso) y *vyomāmbuja* (el loto celestial). Y en los *purāṇas* hallaremos referencias al séptimo chakra con los siguientes nombres: *parama* (supremo), *sahasra-dala* (mil pétalos), *sahasra-patra* (mil hojas), *sahasrāra-kamala/parikaja/padma* (todos significan: el loto de los mil rayos), *samjñātita* (más allá de nuestra percepción), *sahasrāra* (el de mil rayos) y *samjñātita-pada* (el lugar por encima de nuestra percepción o el lugar muy claramente entendido).

Ubicación: Se encuentra en la parte superior del cráneo.

***Kṣetram*:** En la coronilla.

Deidad que lo preside o *deva*: El Señor Śiva.

Diosa o *devī*: Mahā-śakti.

Elemento o *tattva*: A diferencia de los centros energéticos anteriores, que se corresponden con elementos y animales específicos, en el caso del centro coronal no existe semejante correspondencia, ya que se trata del centro trascendental, es decir, su reciprocidad es con la divina unión de Śiva y Śakti.

Color del chakra: Violeta.

Color del *tattva*: No posee un color en especial; es luz pura.

Poder asociado con este centro: La iluminación.

Simbolismo esotérico del chakra:

Número de pétalos: Mil.

Mantras de los pétalos: Todas las letras se encuentran de manera ordenada en todos los pétalos.

Mantra del chakra: *Aḥ*.

Figura del *maṇḍala*: No posee.

Animal del chakra: No posee.

Plano o *loka*: *Satya-loka* o 'el plano de la realidad, de la Verdad'.

Elemento sutil o *tanmātra*: No posee.

Glándula: La hipófisis o glándula pituitaria.

Órgano sensorio o *jñanendriya*: No posee.

Órgano de acción o *karmendriya*: No posee.

Conducto energético o *nāḍī*: *Suṣumṇā*.

Bioelemento o *doṣa*: *Kapha* (elemento acuoso).

Aire vital o *vāyu*: No posee.

Envoltura o *kośa*: *Ānanda-maya*, o 'envoltura de dicha'.

Piedras: Amazonita, ámbar, baritina, circón, cuarzo blanco, cuarzo amatista, cuarzo rosa, esmeralda, hematites, jaspe sanguíneo, lapislázuli, magnetita, diamante y circón.

Aroma: Loto.

Aceites de aromaterapia: Olíbano, lavanda y sándalo.

Planeta o *graha*: Ketu, o 'el nodo descendiente meridional de la Luna'.

Posturas recomendadas o *āsanas*: La postura sobre la cabeza (*śīrṣāsana*).

Chakras secundarios relacionados con el *sahasrāra-cakra*: *Mahā-devī, mahā-gaurī, mahā-kālī, mahā-lakṣmī, mahā-māyā, mahā-nidrā, mahā-tapā, mahā-vidyā, śaila-putrī, sākṣī, śakti, śāmbhavī, sarva-gatā, sarva-maṅgalā, saumyā, rudra-mukhī, rudrāṇī, sahajā, śākambarī, śākinī, samudra-tāriṇī, sandhyā, śaṅkarī, śāntā, śaraṇyā, mahodarī, mahā-bālā, mahā-bhadrā, sarvā, candra-maṇḍalā, candrāvalī, cāndrāyaṇī, chāyā, citrāṇī, ḍākinī, kāśikī, kātyāyanī, kāśikī, karṇā, karṇikā, kāpālinī, kanakānandā, kāmākhyā, īśānī, īśvarī, dīkṣā, dhṛvā, dīptā* y *auṅ-kārātma*.

Funcionamiento equilibrado del chakra: Al funcionar de manera equilibrada, el ser humano experimenta su más elevado nivel de desarrollo en todos los aspectos; plenitud y una mente pura y fresca. El interés por la religión y los temas espirituales, así como la atracción hacia la conciencia divina o la llamada de Dios, están íntimamente relacionados con el equilibrio de este centro.

Funcionamiento desequilibrado del chakra: Este chakra está relacionado con las funciones del cerebro y el sistema nervioso. Un funcionamiento desequilibrado puede expresarse como diferentes tipos de desórdenes mentales. A nivel fisiológico, un mal funcionamiento puede reflejarse en problemas en los órganos sexuales, enfermedades de la glándula pineal y debilidad general en los músculos.

***Yantra*:** No posee. La siguiente ilustración representa los mil pétalos del *sahasrāra-cakra.*

सहस्त्रार चक्र

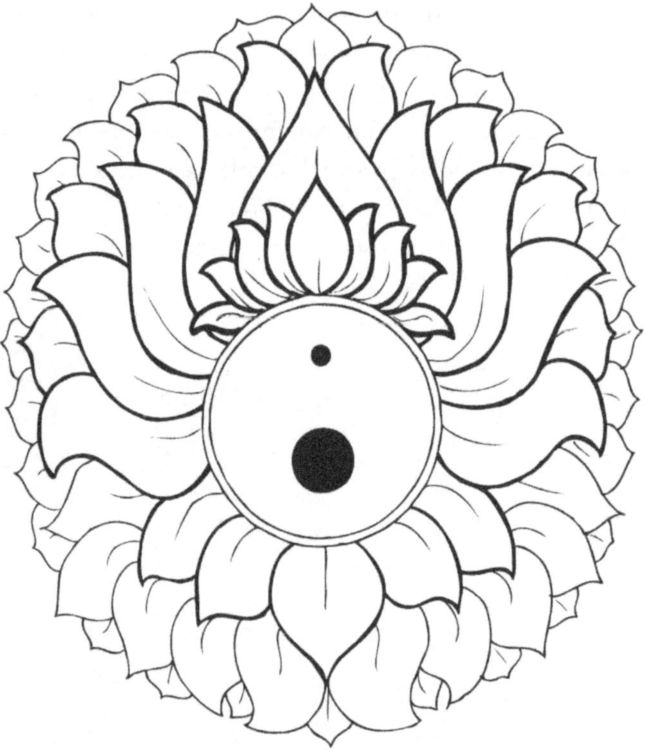

Los mil pétalos del *sahasrāra-cakra*

El *bindu-cakra*

Por su extrema cercanía al séptimo centro, el *bindu* es un chakra muy difícil de describir y comprender. Con sus dieciséis pétalos se encuentra entre el *ājñā* y el *sahasrāra-cakra*. Tradicionalmente, los *brāhmaṇas*, o 'miembros de la clase sacerdotal', se afeitan la cabellera y se dejan un mechón de pelo llamada *śikha* que señala la ubicación exacta del chakra. Este centro energético es desconocido para muchos y se menciona muy poco en las escrituras. La relación entre el *bindu* y el *viśuddha-cakra* es muy íntima. Estos están conectados a través de la red de nervios que pasa por la parte interior de los orificios nasales y a través del *lalanā-cakra*, el cual se encuentra en aquella pequeña masa carnosa que cuelga del paladar blando denominada «úvula». Uno de los aspectos más interesantes es que desde este centro emana el néctar o *amrit* que fluye desde tres *nāḍīs*: *ambikā*, *lambikā* y *tālikā*. Muchos grandes maestros que han renunciado por completo a la comida se han alimentado durante años solo del néctar que emana del *bindu-cakra*. Este *bindu* posee tres diferentes niveles de existencia. En su más elevado nivel, es el néctar o *amṛta*; en el nivel intermedio, es energía vital que permite el funcionamiento del proceso digestivo; y en el nivel inferior, se expresa como la fluidez que se libera en el orgasmo. Encontraremos el término *bindu* relacionado a veces con el néctar, como la energía vital en el contexto energético, y como semen, en el aspecto fisiológico.

En el *Yoga-cūḍāmaṇi Upaniṣad* se señala lo siguiente:

khecary-āmudritaṁ yena
vivaraṁ laṁbikordhvataḥ
na tasya kṣīyate binduḥ
kāminy āliṅgitasya ca

yāvad binduḥ sthito dehe
tāvan mṛtyu-bhayaṁ kutaḥ
yāvad baddhā nabho mudrā
tāvad bindur na gacchati

> Aquel que cierra la cavidad del paladar desde arriba con *khecari-mudrā* no perderá el *bindu* siquiera en el abrazo de una mujer. Mientras el *bindu* se retiene en el cuerpo, ¿de dónde surgirá el temor a la muerte? *Bindu* no se desperdicia mientras esté atado por el *nabho-mudrā*. (*Yoga-cūḍāmani Upaniṣad*, 57-58).

Los yoguis saben cómo atrapar este néctar en el *viśuddha-cakra*, de tal manera que alimente, nutra y vitalice el organismo. El néctar es transformado y depositado en el *lalanā-cakra*, también llamado *tālu-mūla-cakra* o *śīrṣāgara-cakra*, el cual es un centro que yace detrás de la lengua. Cuando no se conocen las técnicas para retenerlo, el néctar de la inmortalidad cae y se quema por el fuego del *maṇipūra-cakra* o desciende aún más bajo, donde se transforma en semen. Tal como lo confirma el *Yoga-cūḍāmaṇi Upaniṣad*:

jvalito 'pi yathā binduḥ
samprāptāś ca hutāśanaṁ
vrajaty ūrdhvaṁ gataḥ śaktyā
niruddho yoni mudrayā

Si *bindu* se cae y se funde en el fuego del *maṇipūra-cakra*, incluso mientras se quema, después de haber evitado que desaparezca aún más, se puede elevar mediante la práctica de *yoni-mudrā* debido a su poder. (*Yoga-cūḍāmaṇi Upaniṣad*, 59).

El término *bindu* puede resultar confuso para muchas personas, porque asume significados diferentes en distintas escrituras.

bindu-mūla śarīrāṇi
śirā yatra pratiṣṭhitāḥ
bhāvayanti śarīrāṇi
ā-pāda-tala mastakaṁ

El *bindu* es visto como la causa original de todo el cuerpo. Se encuentra en los nervios y los vasos sanguíneos, y sostiene toda la estructura física, desde los dedos de los pies a la cabeza. (*Yoga-cūḍāmaṇi Upaniṣad*, 56).

La literatura tántrica se refiere al *parā-bindu* como a aquel punto misterioso donde reside el universo entero en estado potencial, listo y dispuesto a ser manifestado. Como tal, se encuentra incluido dentro del símbolo de *Oṁ*, como un punto sobre una media luna.

Algunas propiedades del *bindu-cakra*

Significado del nombre: El nombre de este chakra significa 'punto' o 'gota'.

Nombres alternativos del chakra: El *bindu-cakra* es conocido también como el *indu* (Luna), *amṛta* (inmortal o néctar) y *candra-cakra* (el chakra de la Luna).

Ubicación: Se encuentra localizado por encima del *ājñā-cakra*.

***Kṣetram*:** En la frente, entre el *ājñā* y el *sahasrāra-cakra*.

Deidad que lo preside o *deva*: Śiva-kāmeśvara, el cual se refiere al aspecto del Señor Śiva como el dios del deseo.

Diosa o *devī*: Kāmeśvarī. El *Lalitā-sahasra-nāma* se refiere a la *devī* como Śiva-kāmeśvarāṅka-sthā:

śivaś casau kāmeś casau īśvaraś ca iti śiva-kāmeśvaraḥ tasya aṅke tiṣṭhati sā

> Aquella que toma asiento en el muslo izquierdo del Señor Śiva-kāmeśvara. (*Lalitā-sahasra-nāma*, 21).

Color del chakra: Transparente.

Simbolismo esotérico del chakra:

Número de pétalos: Dieciséis.

Figura del *maṇḍala*: Dentro del triángulo *Ā*, *Kā*, *Thā* formado por los *nāḍīs vāma*, *jyeṣṭha* y *raudrī* residen Śiva-kāmeśvara y Kāmeśvarī.

Conducto energético o *nāḍī*: *Vāma*, *jyeṣṭha* y *raudrī*.

Lista de los principales chakras menores por orden alfabético

Abhokta, acala, adṛśya, advaita, agandha, agni, aiśvarya, aitareya, akarta, akhanda, akhira-sena, akṣara, amala, amana, amṛta, ānanda, ānanda-maya, ananta, aṅkuśa, anna-maya, aprāṇa, aruṇa-giri-nātha, arūpa, aśabda, aśakta, asaṅga, asparśa, asti, asura, atibala, atīndriya, ātman, āvāṅg-mano-gocara, avyakta, avyaya, bala, balavān, basti, bhadra, bhaviṣya, bhudha, bhūta, brahmā, brahma-svarūpa, brahma-vaivarta, brahmāṇḍa, bṛhad-āranyaka, bṛhan-nāradīya, caitanya, caitanya-puruṣa, candra, cetana, chandas, cid-ākāśa, cid-aṁbareśa, cid-agna, cin-maya, cid-ambara, dakṣa, dākṣyanī, dhadīci, dīpaka, draṣṭa, gaja, gala-baddha, garga, garuḍa, gau, gaiha, gulaha, guru, halasya-sundara, haṁsa, hrīṁ-kāra, īśa, jambukeśvara, jñāna, jñānam, jyotiṣa, kaivalya, kāla-bhairava, kāla-bheda, kāla-dahada, kāla-dvāra, kāla-hastīśvara, kalpa, kañci-nātha, kānta, kāpālīśvara, karagaka, kāraṇa, karma, karṇa-mūla, katha, kauśitaki, kena, ketu, kevala, kīrti, kubera, kuhu, kula-dīpa, kumara-guru-para, kumbheśvara-cakra-kuṇḍali, kūrma, kūṭastha, lalitā, liṅga, mahā-bhairava, maheśa, mahotsāha, maitrāyaṇi, makara, manas, māṇḍūkya, maṅgala, mano-maya, matsya, māyā-mayi, meṣa, mucukunda, mukteśvara, mukunda, muṇḍaka, nāgeśvara, nandi, nārada, nara-siṁha, naukula, nīla-lohita, nir-ādhara, nir-ākāra, nir-anjana, nir-atiśayānanda, nir-bala, nir-doṣa, nir-guṇa, nir-lipta, nir-mala, nir-ukta, nir-upādhika, nir-vikalpa, niś-cala, nitya, oṁ-kāra, oṁ-kāreśvara, padmā, pāpa-vimocaka, para-brahmā, parameśvara, parāśara, paśupati, prajñānānanda, prāṇa, prāṇa-maya, praśna, praśṛta-sthani, pratyakṣa, pūrṇa, rāhu, rameśvara, raudra, rohini, rudra, sākṣi, sāmba, sampūrṇa, sanat-kumāra, san-mantra, śāntam, sarpa, sarvā-nabhava, sarveśa, satyam, śani, śukra, siddha, śikṣa, siṁha, siṁha-mukha, śiva, śivācārī, śiva-kavi, śivam, śiva-rahasya, soma, śrī, sthūla, śubham, śuddha, sukha, sūkṣma, sundaram, sundareśa, sura, surasai, sūrya, svayaṁ-jyoti-prakāśa, śvetāśvatara, taittirīya, tan-maya, tāra, tārakeśvara, tejas, tejo-maya, tri-veṇi, *tryambakeśvara*, *turīa*, *tyāgeśa*, *ūrdhva-randhra*, *umā-maheśvara*, *upāsana*, *urvasī*, *vāhana*, *vaidyanātha*, *vikkatappa*, *vairāgya*, *vajra*, *vāmana*, *vāñchitārtha-pradarśana*, *varāha*, *vijñāna-maya*, *vimala*, *vīra-bhadra*, *viṣṇu*, *viśveśa* y *vyākaraṇa*.

Los sentidos y los animales que mueren por ellos

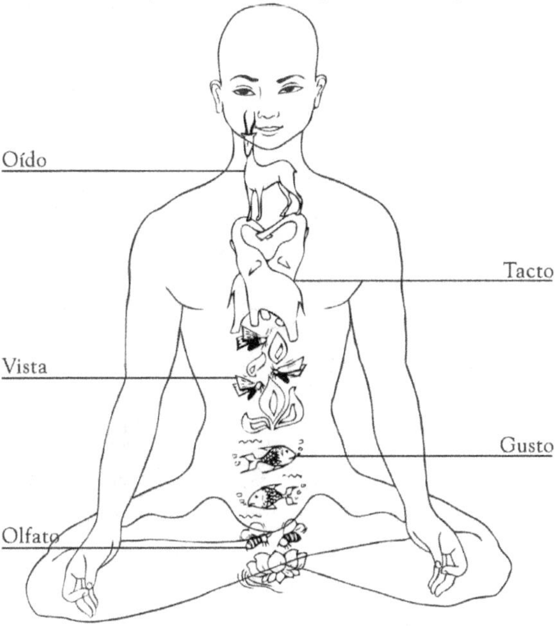

śabdādibhiḥ pañcabhir eva pañca
pañcatvam āpuḥ sva-guṇena baddhāḥ
kuraṅga-mātaṅga-pataṅga-mīna-
bhṛṅgā naraḥ pañcabhir añcitaḥ kim

Cualquiera de los cinco sentidos es más que suficiente para matar, tal como ocurre con la polilla, el ciervo, el elefante, el pez y la abeja... ¡Qué podemos decir acerca de aquel que posee estos cinco plenamente! Porque es el deseo de la visión y el color de la llama los que causan la muerte de la polilla; el deseo por escuchar provoca la muerte del ciervo; el deseo de tacto mata al elefante; el gusto, al pez; el olfato, a la abeja negra. ¡Imagínate lo que le espera al hombre apegado a los cinco sentidos! (*Viveka-cūḍāmaṇi* por Śrī Śaṅkarācārya, verso 76).

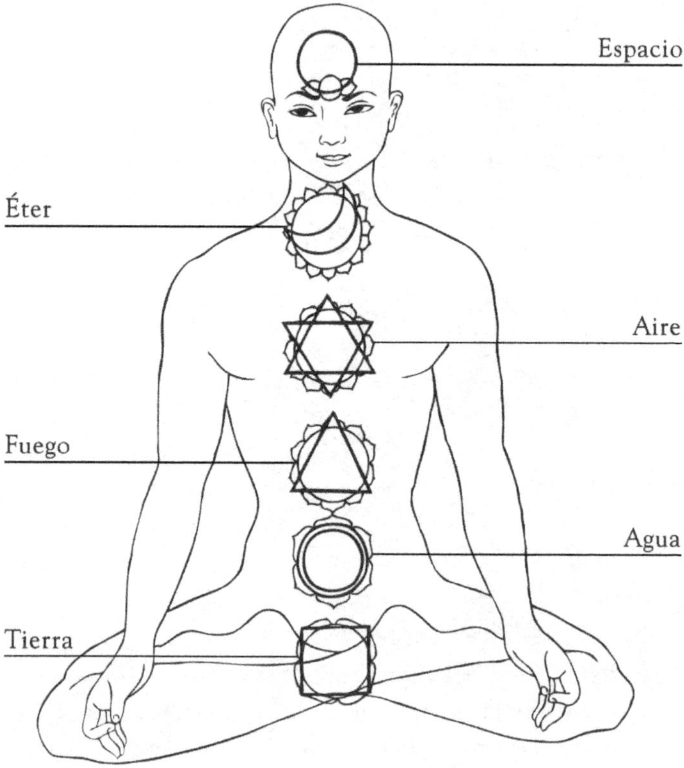

Los chakras y sus elementos

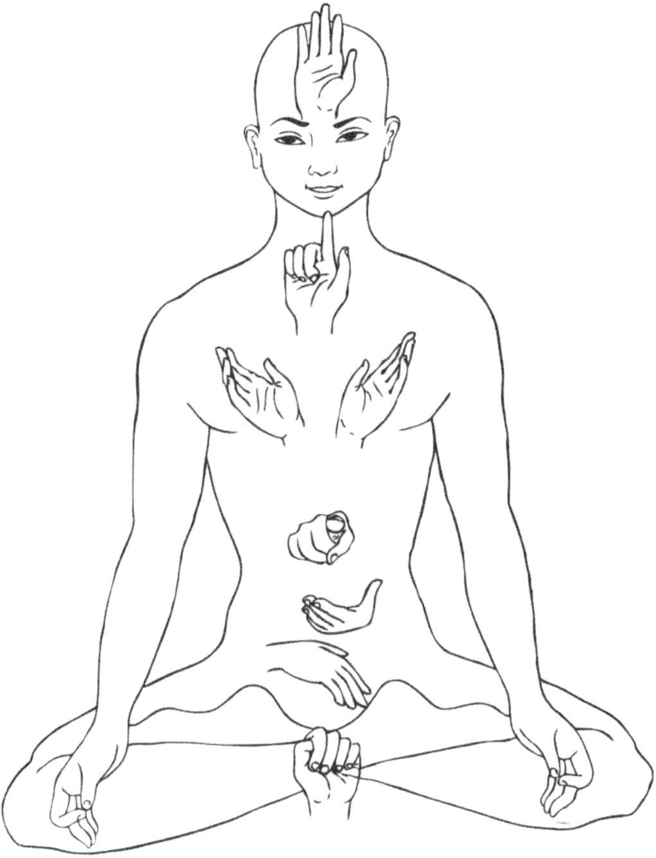

Los chakras y sus *mudrās*

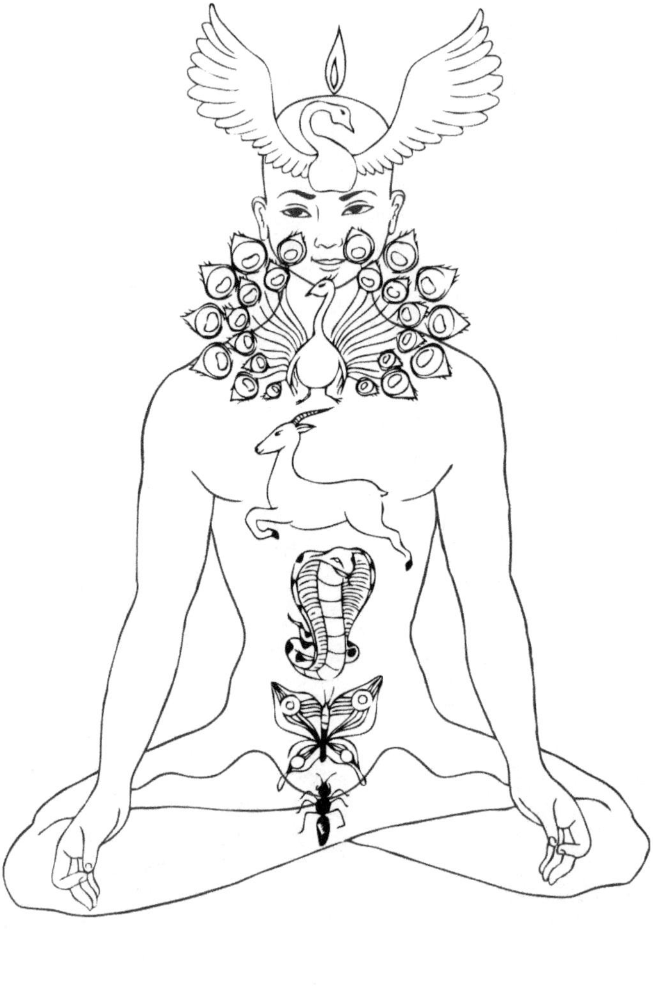

Los chakras y sus comportamientos
En orden ascendente: hormiga, mariposa, cobra, ciervo, pavo real, cisne e iluminación

Śrī Rāmakṛṣṇa Paramahaṁsa (1836-1886) decribió la experiencia de *kuṇḍalinī-śakti* de la siguiente manera :

> Cuando ella despierta (la *kuṇḍalinī-śakti*), experimento a veces una sensación de hormigueo desde los pies a la cabeza. Mientras no alcanza el cerebro, conservo la conciencia, pero en cuanto llega ahí, muero para el mundo exterior. Las funciones de ver y oír se detienen. Y... ¿quién va a hablar entonces? La diferencia entre 'yo' y 'tú' se desvanece. Algunas veces trato de decirles todo lo que veo y siento cuando ese poder misterioso asciende hasta aquí (señalando el corazón) o hasta aquí (señalando la garganta). Desde este estado es posible hablar, lo cual yo hago. Pero cuando *kuṇḍalinī* sube más allá de aquí (señala la garganta), alguien me tapa la boca, por decirlo de alguna manera, y suelto las amarras. Más de una vez me propongo relatarles todo lo que siento cuando *kuṇḍalinī* sube más arriba de la garganta, pero cuando pienso en ello la mente sube de un salto y el asunto termina.

En todo caso, aunque en un principio no experimentes lo que Rāmakṛṣṇa Paramahaṁsa relata aquí, puedo asegurarte que si le dedicas un tiempo cada día, desde el comienzo te aportará una mayor vitalidad, claridad, paz interior y equilibrará considerablemente tus estados de ánimo. Poco a poco lucirás tu gracia y encanto personal, y tus posibilidades de transformación serán ilimitadas debido al despertar y elevación de tu conciencia.

Sección III - La *sādhana* del *kuṇḍalinī-yoga*

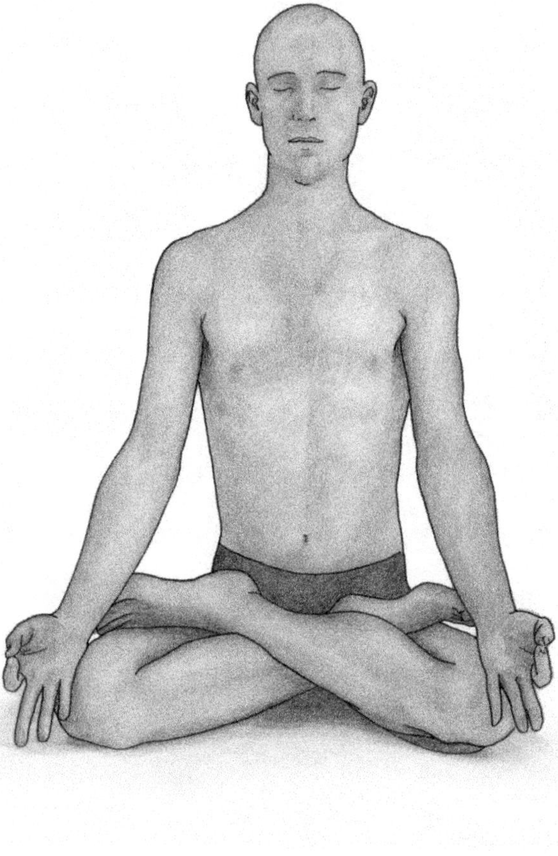

Padmāsana, o 'postura del loto'

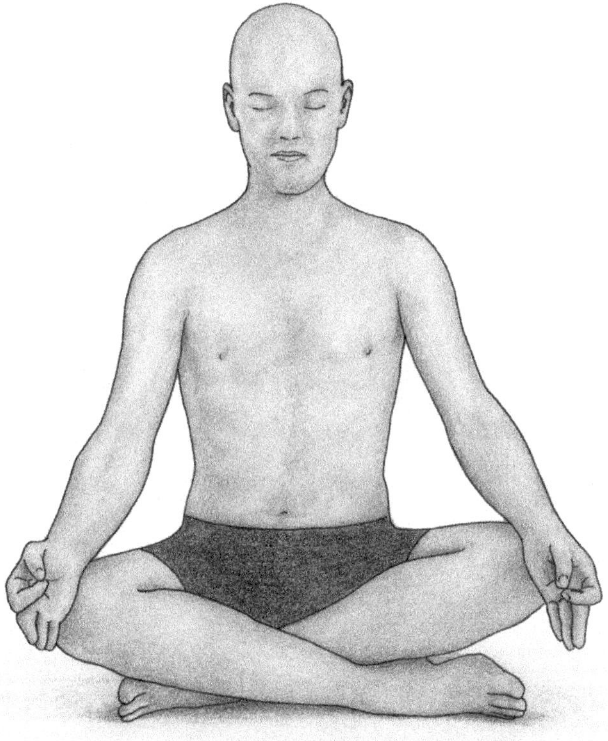

Sukhāsana, o 'postura confortable'

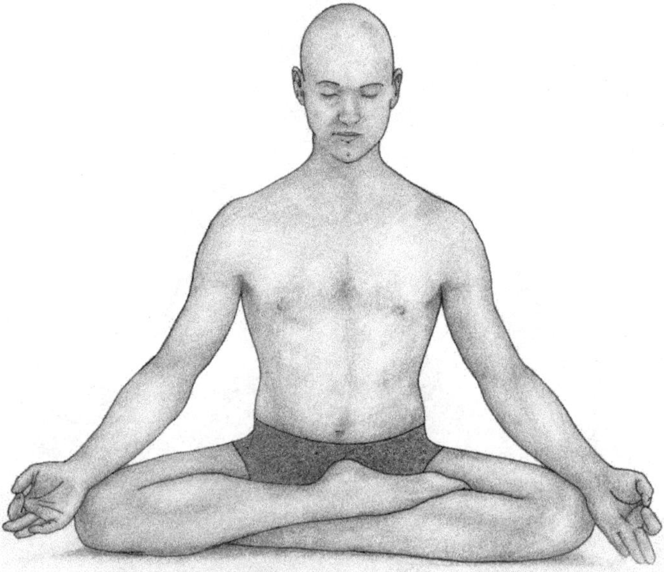

Siddhāsana, o 'la postura bien lograda'

Todo aquel que decida emprender la vía del poder serpentino deberá tener en cuenta que no se trata de un sendero para aficionados. No es aconsejable tomarlo como un pasatiempo, como el que se practica en un club después del trabajo. La práctica del *kuṇḍalinī-yoga* entraña una forma de vida sumamente moderada. Este sendero en especial no debe emprenderse sin la experta guía y dirección de un auténtico maestro espiritual.

Antes de explicar las prácticas de esta vía, quisiera mencionar que aunque las técnicas son importantes, estas corresponden solo a los niveles básicos. Las prácticas son beneficiosas en el comienzo de la vida espiritual, pero no constituyen un fin en sí mismas. Son esenciales en un principio, pero pueden volverse un serio obstáculo si no las abandonamos a su debido tiempo. Si bien existen muchísimas técnicas para visualizar chakras, observar la respiración o repetir mantras, recordemos que la religión apunta a la realización de nuestra naturaleza divina, y no a convertirnos en hábiles visualizadores de chakras, observadores de la respiración o repetidores de mantras.

1. Purificaciones

El *kuṇḍalinī-yoga* consiste en un sofisticado sistema que nos prepara para el desarrollo de nuestro aspecto energético. Comprende cuatro niveles de *sādhana*: el despertar del poder serpentino, su elevación, la perforación de los chakras y el encuentro con Śiva. Estas prácticas están destinadas a crear las condiciones necesarias para que alcancemos el nivel máximo.

El aspirante (*sādhaka*) que desee estudiar el *kuṇḍalinī-yoga* deberá cumplir con los requisitos fundamentales que demandan las escrituras: estar debidamente iniciado por un auténtico maestro espiritual, y seguir su guía y sus enseñanzas con fidelidad.

Como egos, nos hallamos inmersos en un mundo bullicioso, que está saturado de ideas, conceptos y conclusiones. Por eso, carecemos del espacio interior necesario para que lo divino se manifieste en nosotros. Mediante la *sādhana*, acallamos nuestro ruido y ampliamos nuestro espacio interno.

Esta vía demanda un elevado grado de pureza física y astral. Un estricto vegetarianismo, por ejemplo, es indispensable si aspiramos a un avance significativo en este sendero.

El *kuṇḍalinī-y*oga considera imprescindible la limpieza y purificación del *sādhaka* en todos sus diferentes aspectos. Por lo tanto, la *sādhana* de esta modalidad yóguica incluye el *kāya-śuddhi* (la limpieza del cuerpo físico), el *nāḍī-śuddhi* (la purificación de los *nāḍīs*) y el *citta-śuddhi* (la purificación mental).

- *Kāya-śuddhi*: La higiene física consiste en uno de los requisitos fundamentales de toda práctica espiritual. El método básico es *snāna* (el lavado de nuestro cuerpo). Pero dentro del *kāya-śuddhi*, también encontramos la práctica de las *vinyāsas* (secuencias de respiraciones sincronizadas con movimientos) y las *āsanas* (posturas) del *haṭha-yoga*, las cuales tonifican el sistema nervioso y le otorgan la capacidad de resistir la intensidad del despertar y el ascenso de la *kuṇḍalinī*.
- *Nāḍī-śuddhi*: Existen varios métodos para purificar los *nāḍīs*. Algunos son *samanu* (con repetición de *bīja-mantras*) y otros son *nirmanu* (sin mantras). En el *nāḍī-śuddhi*, también se practican diferentes técnicas que ayudan a regular el fluir de la energía vital: *mudrās* (sellos energéticos), *bandhas* (candados), *kriyās* (acciones corporales) y *prāṇāyāma* (ejercicios respiratorios).
- *Citta-śuddhi*: Para la limpieza mental, se utiliza la *japa*, que es la repetición sistemática de mantras. *Citta-śuddhi* ocurre como consecuencia natural de *dhāraṇā* (concentración).

Para iniciar nuestro camino por la vía de la *kuṇḍalinī*, será importante fortalecernos, limpiarnos y purificar nuestras intenciones. Mientras ambicionemos beneficios personales, la fuerza divina no se despertará por mucho que practiquemos. Por lo tanto, el desarrollo dentro de este yoga implica renunciar a nuestra actitud de explotación y a todo deseo egoísta por obtener salud, poderes místicos, fama, etcétera.

Ya que la práctica de técnicas no es suficiente para purificarnos, será necesario desarrollar el espíritu del *karma-yoga* (servicio desinteresado). De esta manera, es posible practicar *kuṇḍalinī-yoga* ofreciendo un vaso de agua al sediento, ayudando al necesitado o dando de comer al hambriento. Sin abrir el corazón y adoptar el servicio desinteresado como parte integral de nuestras vidas, no conoceremos la pureza. Será esencial crear la situación propicia para que algo ocurra.

Nāḍī-śuddhi o 'purificación de los *nāḍīs*'

Antes de intentar despertar los centros energéticos, es esencial purificar los *nāḍīs*. Esta es una técnica clásica de la purificación y limpieza de los *nāḍīs* que se describe en el *Gheraṇḍa Saṁhitā* (5.33-45):

kuśāsane mṛgājine
vyāghrājine ca kambale
sthalāsane samāsīnaḥ
prāṅ-mukho vāpy udaṅ-mukhaḥ
nāḍī-śuddhiṁ samāsādya
prāṇāyāmaṁ samabhyaset

Ahora, la purificación de los *nāḍīs*:

Uno debe sentarse tranquilamente y en silencio, orientado hacia el este o el norte, en un asiento de hierba de *kuśa*, una piel de antílope, una piel de tigre, una manta o en la tierra. Después de haber purificado los *nāḍīs*, uno debe comenzar el *prāṇāyāma*.

caṇḍa-kāpālir uvāca:
nāḍī-śuddhiṁ kathaṁ kuryān

nāḍī-śuddhis tu kīdṛśī
tat sarvaṁ śrotum icchāmi
tad vadasva dayā-nidhe

Caṇḍa-kāpāli dijo:

¡Oh, océano de misericordia! ¿Cómo se purifican los *nāḍīs*? ¿En qué consiste la purificación de los *nāḍīs*? Quiero escuchar todo esto; dímelo, por favor.

gheraṇḍa uvāca:

malākulāsu nāḍīṣu
māruto naiva gacchati
prāṇāyāmaḥ kathaṁ sidhyet
tattva-jñānaṁ kathaṁ bhavet
tasmād ādau nāḍī-śuddhiṁ
prāṇāyāmaṁ tato 'bhyaset

Gheraṇḍa dijo:

El *vāyu* [no puede] entrar en los *nāḍīs* que están llenos de impurezas. Entonces, ¿cómo es posible consumar el *prāṇāyāma*? ¿Cómo puede adquirirse conocimiento de los *tattvas*? Por lo tanto, primero los *nāḍīs* deben ser purificados y luego se debe practicar *prāṇāyāma*.

nāḍī-śuddhir dvidhā proktā
samanur nirmanus tathā
bījena samanuṁ kuryān
nirmanuṁ dhauti-karmaṇā

La purificación de los *nāḍīs* es de dos tipos: *samanu* y *nirmanu*. *Samanu* se realiza mentalmente con *bīja-mantras*. *Nirmanu* se realiza mediante limpiezas físicas.

dhauta-karma purā proktaṁ
ṣaṭ-karma-sādhane yathā
śṛṇuṣva samanuṁ caṇḍa
nāḍī-śuddhir yathā bhavet

Las limpiezas físicas o *dhautis* ya se han enseñado; consisten en los seis *sādhanas*. Escucha ahora, ¡oh, Caṇḍa!, el proceso *samanu* de purificación de los *nāḍīs*.

upaviśyāsane yogī
padmāsanaṁ samācaret
gurvādi nyāsanaṁ kuryād
yathaiva guru-bhāṣitam
nāḍī-śuddhiṁ prakurvīta
prāṇāyāma-viśuddhaye

Sentado en *padmāsana* y realizando la adoración del gurú, como el maestro ha enseñado, uno debe realizar la purificación de los *nāḍīs* para el éxito del *prāṇāyāma*.

vāyu-bījaṁ tato dhyātvā
dhūmra-varṇaṁ satejasam
candreṇa pūrayed vāyuṁ
bījaṁ ṣoḍaśakaiḥ sudhīḥ

catuḥ-ṣaṣṭyā mātrayā ca
kumbhakenaiva dhārayet

dvā-triṁśan mātrayā vāyuṁ
sūrya-nāḍyā ca recayet

Contemplando a *vāyu-bīja* (es decir, *Yaṁ*), lleno de energía y el color ahumado, inspirando por la fosa nasal izquierda y repitiendo el *bīja* dieciséis veces es *pūraka*. Deteniendo la respiración durante sesenta y cuatro repeticiones del mantra es *kumbhaka*. Luego, uno debe espirar el aire por la fosa nasal derecha lentamente durante el tiempo que lleve repetir treinta y dos veces el mantra.

nābhi-mūlād vahnim utthāpya
dhyāyet tejo 'vanī-yutam
vahni-bīja-ṣoḍaśena
sūrya-nāḍyā ca pūrayet

catuḥ-ṣaṣṭyā mātrayā ca
kumbhakenaiva dhārayet
dvā-triṁśan mātrayā vāyuṁ
śaśi-nāḍyā ca recayet

La raíz del ombligo es el asiento de *agni-tattva*. Elevando el fuego desde aquella raíz, uno debe unirlo con el *pṛthivī-tattva*; luego, uno debe concentrarse en esta luz mezclada. Después, repitiendo dieciséis veces el *agni-bīja* (*Raṁ*), uno debe inspirar por la fosa nasal derecha, retener la respiración por un período de sesenta y cuatro repeticiones del mantra y, luego, espirar por la fosa nasal izquierda durante un período de treinta y dos repeticiones del mantra.

nāsāgre śaśadhṛg-bimbaṁ
dhyātvā jyotsnā-samanvitam
ṭhaṁ bīja-ṣoḍaśenaiva
iḍyā pūrayen marut

catuḥ-ṣaṣṭyā mātrayā ca
vaṁ bījenaiva dhārayet
amṛtaṁ plāvitaṁ dhyātvā
nāḍī-dhautiṁ vibhāvayet
la-kāreṇa dvā-triṁśena
dṛḍhaṁ bhāvyaṁ virecayet

Fijando la mirada en la punta de la nariz, contemplando el reflejo luminoso de la Luna allí, inspirando por la fosa nasal izquierda, uno debe repetir el *bīja Ṭhaṁ* dieciséis veces. Luego, uno debe retener la respiración repitiendo el *bīja* sesenta y cuatro veces; mientras tanto, uno debe imaginar [o contemplar] que el néctar que fluye de la Luna en la punta de la nariz recorre todas los *nāḍīs* del cuerpo y los purifica. Contemplando así, uno debe espirar el aire repitiendo treinta y dos veces el *pṛthivī-bīja Laṁ*.

evaṁ vidhāṁ nāḍī-śuddhiṁ
kṛtvā nāḍīṁ viśodhayet
dṛḍho bhūtvāsanaṁ kṛtvā
prāṇāyāmaṁ samācaret

Mediante estos tres *prāṇāyāmas* se purifican los *nāḍīs*. Luego, sentado firmemente en una postura, uno debe comenzar el *prāṇāyāma* regular.

Instrucciones prácticas para ejecutar el *nāḍī-śuddhi*:

Siéntese en *siddhāsana* o *padmāsana* con la columna vertebral erguida. Ofrezca sinceras y respetuosas reverencias a su maestro espiritual y repita el *praṇati* mantra del maestro con devoción. Repita mentalmente el mantra *vāyu-bīja* (*Yaṁ*) 16 veces mientras inspira por la fosa nasal izquierda tapándose la derecha con el dedo pulgar. Al finalizar la inspiración, tape ambas fosas nasales y retenga la respiración mientras repite mentalmente *Yaṁ* 64 veces. Con la fosa nasal izquierda tapada, espire por la fosa nasal derecha mientras repite 32 veces *Yaṁ*. Posteriormente, inspire por la derecha repitiendo mentalmente 16 veces el *agni-bīja* (*Raṁ*). Tape ambas fosas nasales y retenga la respiración mientras repite mentalmente *Raṁ* 64 veces. Luego, tapando la fosa nasal derecha, espire por la izquierda repitiendo mentalmente *Raṁ* 32 veces. Medite sobre el resplandor de la Luna mientras mira fijamente la punta de su nariz. Inspire a través de la fosa nasal izquierda tapando la derecha con el dedo pulgar y repitiendo mentalmente el *bīja* *Ṭhaṁ* 16 veces. Luego, durante la retención (*kumbhaka*), realice *japa* mental con *Ṭhaṁ* 64 veces. Para finalizar, espire a través de la fosa nasal derecha tapando la izquierda y repitiendo el *bīja* de *pṛthivī* (*Laṁ*) 32 veces.

2. Práctica para abrir los chakras

El primer centro: *mūlādhāra-cakra*

Siéntese en *siddhāsana* con la espalda erguida. Mantenga los ojos cerrados y respire con profundidad. Mientras presiona con su talón el perineo, dirija la atención hacia la zona entre el ano y los genitales. Al inspirar, perciba que el aire fluye a través de la zona del perineo y calienta el primer centro cuando lo alcanza. Al espirar, el aire sale desde el *mūlādhāra* y abandona el cuerpo. Con cada inspiración y espiración repita mentalmente el mantra *Laṁ*. Practique a la hora del *Brahma-muhūrta*, durante 20 minutos.

El segundo centro: *svādhiṣṭhāna-cakra*

Siéntese en *siddhāsana* con la espalda erguida. Mantenga los ojos cerrados y respire con profundidad. Dirija su atención hacia la base de los genitales. Al inspirar, perciba que el aire circula a través de la base de los genitales y calienta el segundo centro cuando lo alcanza. Al espirar, el aire sale desde el *svādhiṣṭhāna-cakra* hasta abandonar el cuerpo. Con cada inspiración y espiración repita mentalmente el mantra *Vaṁ*. Practique a diario, a la hora del *Brahma-muhūrta*, durante 20 minutos.

El tercer centro: *maṇipūra-cakra*

Siéntese en *siddhāsana* con la espalda erguida. Mantenga los ojos cerrados y respire con profundidad. Dirija su atención hacia el ombligo. Al inspirar, perciba que el aire circula a través del ombligo y calienta el *maṇipūra-cakra* cuando lo alcanza en el *suṣumṇā*. Al espirar, el aire sale desde el tercer centro y abandona el cuerpo. Con cada inspiración y espiración repita mentalmente el mantra *Raṁ*. Practique a diario, a la hora del *Brahma-muhūrta*, durante 20 minutos.

El cuarto centro: *anāhata-cakra*

Siéntese en *padmāsana*, *siddhāsana* o *sukhāsana*. Relaje el cuerpo mientras mantiene la espalda erguida. Inspire y espire con profundidad. Cierre los ojos y dirija su atención hacia el centro del pecho. Perciba que con cada inspiración y espiración el área del *anāhata* se expande y se contrae. Tome conciencia de su respiración en la zona pectoral. Con cada inspiración, perciba que el aire circula hasta el centro de la cavidad torácica y, desde allí, hacia el *anāhata-cakra*. Al espirar, perciba cómo el aire fluye desde el chakra, pasa por el centro del tórax y abandona el cuerpo. Con cada inspiración y espiración repita mentalmente el mantra *Yaṁ*. Practique a diario, a la hora del *Brahma-muhūrta*, durante 20 minutos.

El quinto centro: *viśuddha-cakra*

Siéntese en *padmāsana*, *siddhāsana* o *sukhāsana*. Relaje el cuerpo y mantenga la espalda erguida. Respire con profundidad. Cierre los ojos y dirija su atención hacia la garganta. Al inspirar, perciba que el aire circula a través de la garganta y calienta el *viśuddha-cakra* cuando lo alcanza en el *suṣumṇā*. Al espirar, el aire sale desde el quinto centro y abandona el cuerpo. Con cada inspiración y espiración, repita mentalmente el mantra *Haṁ*. Practique a diario, a la hora del *Brahma-muhūrta*, durante 20 minutos.

El sexto centro: *ājñā-cakra*

Siéntese en *padmāsana*, *siddhāsana* o *sukhāsana*. Relájese conservando la espalda erguida. Inspire y espire con profundidad. Cierre los ojos y dirija su atención hacia el entrecejo. Al inspirar, perciba que el aire circula a través del tercer ojo y calienta el *ajñā-cakra* cuando lo alcanza en el *suṣumṇā*. Al espirar, el aire sale desde el sexto centro y abandona el cuerpo. Con cada inspiración y espiración repita mentalmente el mantra *Oṁ*. Practique a diario, a la hora del *Brahma-muhūrta*, durante 20 minutos.

Técnica general para abrir los chakras

Siéntese cómodamente en *padmāsana*, *siddhāsana* o *sukhāsana*. Mantenga la espalda erguida pero sin tensión. Proceda a enfocar su atención en un chakra tras otro durante alrededor de cinco minutos en cada uno, repitiendo mentalmente los mantras indicados a continuación:

1. *Mūlādhāra-cakra*, en la base de la columna vertebral: *Laṁ*.
2. *Svādhiṣṭhāna-cakra*, en la base de los genitales: *Vaṁ*.
3. *Maṇipūra-cakra*, en el ombligo: *Raṁ*.
4. *Anāhata-cakra*, en el centro del pecho: *Yaṁ*.
5. *Viśuddha-cakra*, en la garganta: *Haṁ*.
6. *Ājñā-cakra*, en el entrecejo: *Oṁ*.

Al finalizar, dirija su atención en el *sahasrāra-cakra*, ubicado en la coronilla, y guarde silencio durante no más de 10 minutos.

3. Técnicas para despertar la energía *kuṇḍalinī*

Así como el vapor y el hielo comparten una esencia común, el agua, es importante comprender que la *kuṇḍalinī-śakti* y el *prana-śakti* corresponden a dos aspectos de una misma energía. La primera es su aspecto universal y la segunda corresponde a su aspecto vital. Nuestro cuerpo, al igual que el universo, no es más que *śakti* en constante movimiento, la cual en su proceso evolutivo manifiesta el universo de nombres y formas. La *śakti* es la principal responsable del proceso que comienza en el reino mineral, luego el vegetal, el animal y hasta que alcanza el plano humano. El ser humano es la más elevada expresión del proceso evolutivo sobre el planeta. La *śakti* es a Śiva como la humedad es al agua, o el calor al fuego. La *śakti* es el resplandor del Sol: aunque es parte del Sol, lo oculta de nuestra vista. La *śakti* no es diferente de Śiva.

El nivel de maestría sobre *prāṇa* es un requisito fundamental e indispensable para el despertar de la *kuṇḍalinī*. A través del *prāṇāyāma*, se estimula el primer centro energético a fin de provocar el despertar de la *kuṇḍalinī-śakti*. En esta vía de liberación, es recomendable comenzar con *prāṇāyama*. Muchos de los ejercicios y prácticas de *prāṇāyāma* se realizan en el cuerpo físico llamado *sthūla-śarīra*; sin embargo, estos influyen en el cuerpo astral, *liṅga-śarīra*.

Esta técnica la aprendí directamente de Su Santidad Swami Vinodānanda, discípulo de Su Santidad Swami Śivānanda de Rishikesh: Siéntese en postura de meditación con la espalda erguida pero sin tensión. Con el pulgar derecho cierre la fosa nasal derecha. Inspire profundamente a través de la fosa nasal izquierda mientras cuenta 3 segundos. Luego, proceda a cerrar también su fosa nasal izquierda con los dedos meñique y anular de la mano derecha. Mantenga la respiración durante 12 segundos mientras hace descender su *prāṇa* a través de la columna vertebral hasta hacerle chocar contra el *mūlādhāra-cakra*, logrando despertar la *kuṇḍalinī-śakti*. Posteriormente, proceda a espirar a través de la fosa nasal derecha durante 6 segundos. A continuación, repita de nuevo la técnica desde el principio, desde la fosa nasal derecha y manteniendo el mismo ritmo de 3-12-6. Se aconseja realizar tres rondas de este *prāṇāyāma* por la mañana y tres por la tarde.

4. Los *mudrās* o 'sellos'

El término sánscrito *mudrā* significa 'sello' o 'marca'. Gracias a la práctica de *āsanas* y *prāṇāyāma*, el *prāṇa* se acumula en áreas específicas. Los *mudrās* son posturas destinadas a bloquear o sellar esta energía vital para canalizarla hacia la apertura del *suṣumṇā* y así despertar la *kuṇḍalinī*. Ya que cada punto de la mano corresponde a una zona diferente del cuerpo y el cerebro, los *mudrās* influyen en nuestras emociones y nos ayudan a obtener la actitud requerida. Como los *bandhas* (candados) y los *mudrās* (sellos) están interconectados, a menudo se practican de manera simultánea. Los *mudrās* más relevantes son *mahā-mudrā, mahā-vedha-mudrā, khecarī-mudrā, vajroli-mudrā, śāmbhavī-mudrā, agocarī-mudrā, śakti-cālanī-mudrā, nāsikāgra-mudrā, aśvinī-mudrā* y *viparīta-karaṇī-mudrā.*

Mahā-mudrā

Este *mudrā* se describe en el *Haṭha-yoga-pradīpikā* (3.10-14):

pāda-mūlena vāmena
yoniṁ saṁpīḍya dakṣiṇam
prasāritaṁ padaṁ kṛtvā
karābhyāṁ dhārayed dṛḍham

> Presionando el *yoni* (perineo) con el talón del pie izquierdo, [el pie derecho] debe ser extendido hacia delante y agarrado con firmeza con ambas manos.

kaṇṭhe bandhaṁ samāropya
dhārayed vāyum ūrdhvataḥ
yathā daṇḍa-hataḥ sarpo
daṇḍā-kāraḥ prajāyate

ṛjvībhūtā tathā śaktiḥ
kuṇḍalī sahasā bhavet
tadā sā maraṇāvasthā
jāyate dvi-puṭāśrayā

Cerrando la garganta (mediante el *jālandhara-bandha*), se inspira el aire desde el exterior y se dirige hacia abajo. Así como una serpiente con un palo se endereza como un palo, la *śakti* (*śuṣumṇā*) se endereza de inmediato. Luego, la *kuṇḍalinī*, dejando *iḍā* y *piṅgalā*, entra en *śuṣumṇā*.

tataḥ śanaiḥ śanair eva
recayen naiva vegataḥ
mahā-mudrāṁ ca tenaiva
vadanti vibudhottamāḥ
iyaṁ khalu mahā-mudrā
mahā-siddhaiḥ pradarśitā
mahā-kleśādayo doṣāḥ
kṣīyante maraṇādayaḥ
mahā-mudrāṁ ca tenaiva
vadanti vibudhottamāḥ

Luego, debe ser expulsado lentamente y no de forma

violenta. Por este motivo, el mejor de los sabios lo llama *mahā-mudrā*. Este *mahā-mudrā* ha sido propugnado por grandes maestros. Ya que destruye graves males y dolores, como la muerte, los sabios lo llaman *mahā-mudrā*.

Técnica: Siéntese en el suelo con la espalda erguida y las piernas estiradas y juntas. Flexione su pierna izquierda y comprima su talón contra el perineo. Situándose de cara a la pierna derecha que permanece extendida, inspire con profundidad alargando la columna. Al espirar, inclínese hacia delante hasta que su frente descanse sobre su rodilla izquierda. Rodee con los dedos índices de ambas manos el dedo gordo del pie izquierdo. Manteniendo la postura, inspire profundamente y proceda a aplicar el *jālandhara-bandha* presionando el mentón contra el pecho. Luego, aplique el *mūla-bandha* contrayendo la zona perineal. Aplique el *uḍḍīyāna-bandha* realizando la contracción abdominal y realice *śāmbhavī-mudrā* fijando la mirada entre ambas cejas. Contenga la respiración mientras le resulte confortable. Para liberar el *mahā-mudrā*, suelte primero el *mūla-bandha*, luego el *jālandhara-bandha* y, finalmente, regule la respiración con suavidad. A continuación, repita el proceso con la pierna derecha.

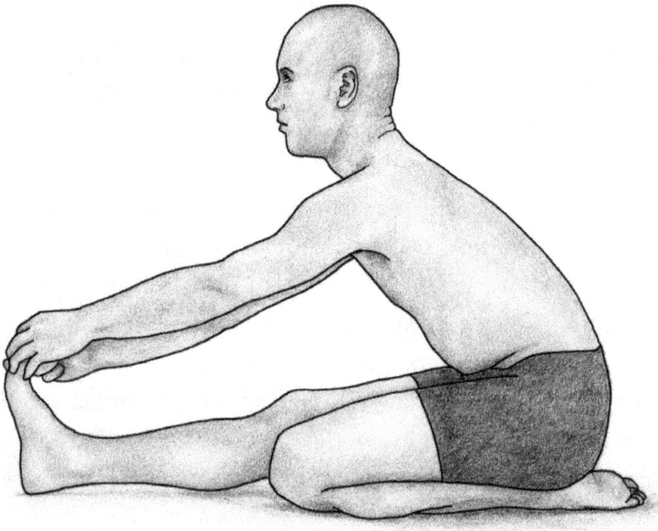

Mahā-mudrā

Mahā-vedha-mudrā

El *Śiva Saṁhitā* (4.23 y 4.26-27) se refiere a esta técnica de la siguiente manera:

apāna-prāṇayor aikyaṁ
kṛtvā tri-bhuvaneśvari
mahā-vedha-sthito yogī
kukṣim āpūrya vāyunā
sphicau santāḍayed dhīmān
vedho 'yaṁ kīrtito mayā

¡Oh, diosa de los tres mundos! Cuando el yogui, mientras realiza *mahā-vedha*, une los *vāyus prāṇa* y *apāna*, y mediante el relleno de las vísceras con aire conduce [a *prāṇa* y *apāna* unidos] lentamente hacia las nalgas, se llama *mahā-vedha*.

cakra-madhye sthitā devāḥ
kampanti vāyu-tāḍanāt
kuṇḍaly api mahā-māyā
kailāse sā vilīyate

Los dioses que residen en los chakras tiemblan debido al suave influjo y espiración de aire en *prāṇāyāma*; la gran diosa, Kuṇḍlī-mahā-māyā, también es absorbida en el monte Kailāsa (es decir, con el Senor Śiva).

mahā-mudrā-mahā-bandhau
niṣphalau vedha-varjitau
tasmād yogī prayatnena
karoti trityaṁ kramāt

> *Mahā-mudrā* y *mahā-bandha* son infructuosos si no los sigue el *mahā-vedha*; por lo tanto, el yogui debe practicar estos tres sucesivamente con mucho cuidado.

Técnica: Siéntese presionando el perineo con el talón izquierdo y coloque su pie derecho sobre su muslo izquierdo. Inspire lentamente, llene los pulmones y retenga el aliento. Estire el cuello, echando ligeramente la cabeza hacia atrás y luego deposite el mentón sobre el pecho. Presionando la barbilla contra el pecho apoye ambas palmas sobre el suelo y sostenga el peso del cuerpo sobre estas. Sin liberar la postura, eleve despacio las nalgas del suelo para luego apoyarlas con suavidad de nuevo en él.

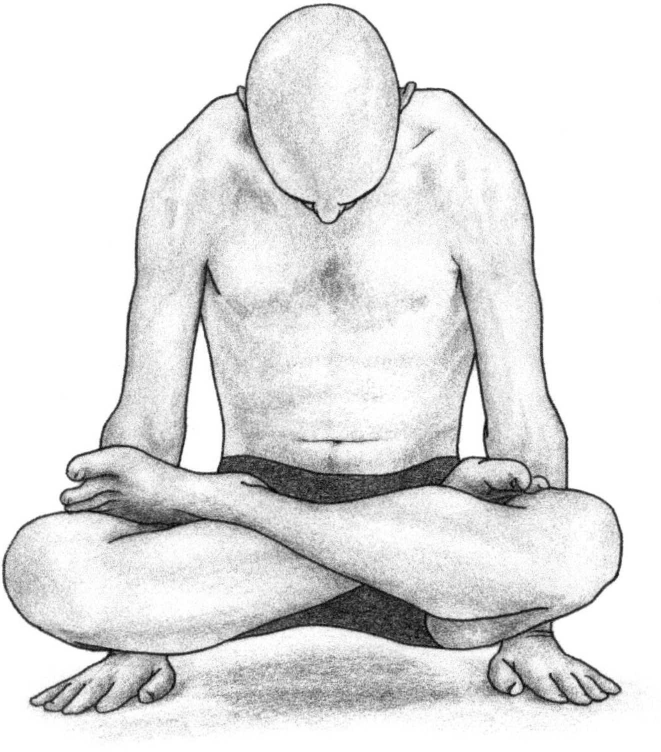

Mahā-vedha-mudrā

Viparīta-karaṇī-mudrā

El *Śiva Saṁhitā* (4.45) alude a *viparīta-karaṇī* en el siguiente verso:

bhū-tale svaśiro dattvā
khe nayec caraṇa-dvayam
viparīta-kṛtiś caiṣā
sarva-tantreṣu gopitā

> Colocando la cabeza en el suelo, uno debe extender las piernas hacia arriba, moviéndolas en círculo. Este es *viparīta-karaṇī*, que se mantiene en secreto en todos los *tantras*.

Técnica: Tiéndase boca arriba sobre el suelo con las piernas juntas y extendidas, los brazos a los costados, con las palmas de las manos hacia abajo. Mientras inspira, apoye las manos y lleve sus rodillas al pecho. Eleve las caderas sosteniendo la zona lumbar con ambas manos mientras la mayor parte del peso del cuerpo descansa sobre los codos, y extienda ambas piernas hacia arriba. Al mismo tiempo, aplique *khecarī-mudrā*.

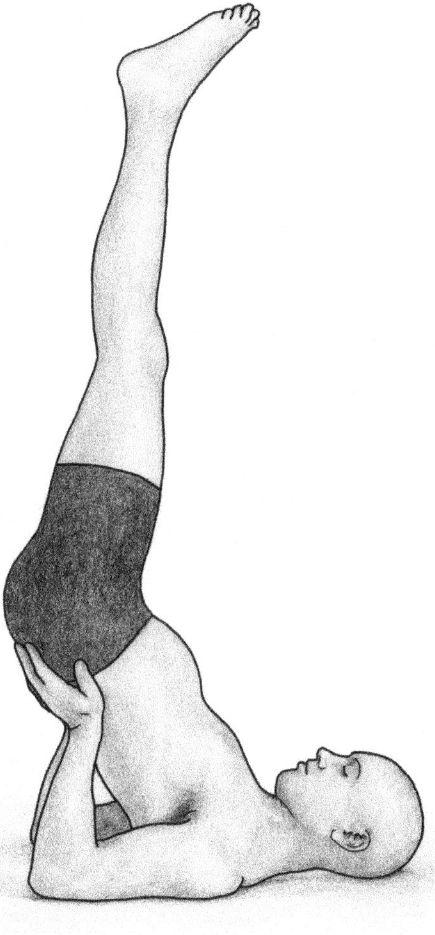

Viparīta-karaṇī-mudrā

Khecarī-mudrā

El *Haṭha-yoga-pradīpikā* (3.32) se refiere a esta técnica de la siguiente manera:

kapāla-kuhare jihvā
praviṣṭā viparītagā
bhruvor antargatā dṛṣṭir
mudrā bhavati khecarī

Khecarī-mudrā se logra empujando la lengua en la garganta, girándola sobre sí misma y fijando la vista en el entrecejo.

El Gheraṇḍa Saṁhitā (3.27) también lo menciona:
rasanāṁ tālu-madhye tu
śanaiḥ śanaiḥ praveśayet
kapāla-kuhare jihvā
praviṣṭā viparītagā
bhruvor madhye gatā dṛṣṭir
mudrā bhavati khecarī

Entonces, lentamente apoye la lengua [alargada y girada hacia arriba y hacia atrás] adentro hasta que toque el paladar y la longitud alcance los orificios de las fosas nasales en su apertura en la boca. Cerrando esos agujeros con la lengua (detenga la respiración de esta manera), fije la mirada en el entrecejo. Esto se llama *khecarī*.

El *Śiva Saṁhitā* (4.35-36) dice lo siguiente acerca de este *mudrā*:

mudraiṣā khecarī yas tu
śvāsa-citto hy atandritaḥ
śata-brahma-gatenāpi
kṣaṇārdhaṁ manyate hi saḥ

Aquel que practica este *khecarī-mudrā* tranquilamente y sin pereza cuenta el período de cien *brahmās* como medio segundo.

gurūpadeśato mudrāṁ
yo vetti khecarīm imām
nānā-pāpa-rato dhīmān
sa yāti paramāṁ gatim

Quien sabe este *khecarī-mudrā* según las instrucciones de su gurú, obtiene el fin más elevado, aunque esté inmerso en grandes pecados.

Técnica: Siéntese en *padmāsana* o *siddhāsana* con la espalda erguida. Doble lentamente su lengua y llévela hacia arriba y hacia atrás lo más lejos posible. Con la superficie inferior de su lengua, contacte y presione levemente el paladar blando. Lleve la punta lo más cerca posible del área nasofaríngea. Sin inclinar la cabeza hacia atrás, dirija los globos oculares consciente y lentamente hacia arriba. Enfoque la mirada en el entrecejo durante el mayor tiempo posible sin tensionar los músculos y sin pestañear. Al finalizar, cierre los ojos y relájese. Mantenga el *mudrā* mientras pueda, pero sin traspasar sus límites.

Vajroli-mudrā

En el *Haṭha-yoga-pradīpikā* (3.82) leemos una interesante declaración acerca de este *mudrā*:

svecchayā vartamāno 'pi
yogoktair niyamair vinā
vajrolīṁ yo vijānāti
sa yogī siddhi-bhājanam

Aunque uno viva una vida descarriada sin observar las reglas del yoga, pero haga *vajrolī*, merece éxito y es un yogui.

Técnica: Siéntese en *siddhāsana*, relajado. Sitúe su atención en el esfínter uretral y en la base de los genitales. Trate de atraer esta última hacia arriba, como cuando uno contiene la necesidad de orinar. Contraiga este músculo durante 15 segundos mientras repite el mantra *Vaṁ* y luego relaje durante 10 segundos. Repita este ejercicio durante 10-15 minutos.

Śāmbhavī-mudrā

El *Haṭha-yoga-pradīpikā* (4.34-36) se refiere al *śāmbhavī-mudrā* de la siguiente manera:

veda-śāstra-purāṇāni
sāmānya-gaṇikā iva
ekaiva śāṁbhavī mudrā
guptā kula-vadhūr iva

Mientras que los Vedas, *śāstras* y *purāṇas* son como mujeres públicas ordinarias, *śāṁbhavī-mudrā* es como la mujer de familia respetable, que no está expuesta a la mirada de todos.

antar lakṣyaṁ bahir dṛṣṭir
nimeṣonmeṣa-varjitā
eṣā sā śāmbhavī mudra
veda-śāstreṣu gopitā

Dirigiéndose hacia el interior, mientras la vista está dirigida hacia los objetos externos sin pestañear, se llama el *śāṁbhavī-mudrā*, guardado en secreto en los Vedas y los *śāstras*.

antar lakṣya-vilīna-citta-pavano yogī yadā vartate
dṛṣṭyā niścala tārayā bahir adhaḥ paśyann apaśyann api
mudreyaṁ khalu śāmbhavī bhavati sā labdhā prasādāt guroḥ
śūnyāśūnya-vilakṣaṇam sphurati tat tattvaṁ paraṁ śāmbhavam

Cuando un yogui permanece internamente atento, manteniendo la mente y el *prāṇa* absorbido, y la vista estable como si viera todo, pero en realidad no ve nada afuera, por debajo o por encima, entonces ciertamente se llama *śāṁbhavī-mudrā*, que se aprende por el favor de un gurú. Toda maravillosa *śūnya* (existencia) o *asūnya* (inexistencia) que se perciba debe considerarse como la manifestación de ese Śambhu (Śiva) supremo.

Técnica: Siéntese en *siddhāsana* o *padmāsana* con la espalda recta y erguida. Las manos en *cin-mudrā*. Mantenga los músculos de la cara muy relajados. Cierre los ojos durante unos minutos antes de comenzar la práctica, luego ábralos y enfoque la mirada en un punto distante. Sin inclinar la cabeza hacia atrás, dirija los globos oculares consciente y lentamente hacia arriba. Dirija los ojos al punto central ubicado en el entrecejo y centre la mirada en el tercer ojo. Mantenga la mirada fija en el tercer ojo sin pestañear y sin tensionar los músculos del cuello durante el mayor tiempo posible. Al finalizar, cierre sus ojos y relájese. Trate de ir aumentando el tiempo a medida que avanza en sus prácticas.

Agocarī-mudrā

Técnica: Siéntese en *siddhāsana* o *padmāsana* con la espalda recta y erguida. Tápese los oídos con dos tapones de algodón. Permanezca en un estado de profunda y atenta observación. Con el transcurso del tiempo, comenzará a escuchar los sonidos *anāhata* (sonidos divinos internos). En un estado avanzado, podrá escuchar estos sonidos incluso con los oídos destapados.

Śakti-cālanī-mudrā

El *Gheraṇḍa Saṁhitā* (3.49-56) se refiere a este *mudrā* de la siguiente manera:

mūlādhāre ātma-śaktiḥ
kuṇḍalī para-devatā
śayitā bhujagākārā
sārdha-tri-valayānvitā

La gran diosa Kuṇḍalinī, la energía del ser, *ātma-śakti* (fuerza espiritual), duerme en el *mūlādhāra*; tiene la forma de una serpiente con tres vueltas y media.

yāvat sā nidritā dehe
tāvaj jīvaḥ paśur yathā
jñānaṁ na jāyate tāvat
koṭi-yogaṁ samabhyaset

Mientras ella esté durmiendo en el cuerpo, la *jīva* es un mero animal; y el verdadero conocimiento no emerge, aunque practique diez millones de yogas.

udghāṭayet kavāṭaṁ ca
yathā kuñcikayā haṭhāt
kuṇḍalinyāḥ prabodhena
brahma-dvāraṁ prabhedayet

Igual que una llave abre una puerta, el *haṭha-yoga* despierta la *kuṇḍalinī* desbloqueando la puerta de Brahman.

nābhiṁ saṁveṣṭya vastreṇa
na ca nagno bahiḥ sthitaḥ
gopanīya-gṛhe sthitvā
śakti-cālanam abhyaset

Cubriéndose [las caderas hasta] el ombligo con un trozo de tela, sentado en una habitación secreta, sin permanecer desnudo en una habitación exterior, uno debe practicar *śakti-cālana*.

vitasti-pramitaṁ dīrghaṁ
vistāre catur-aṅgulam
mṛdulaṁ dhavalaṁ sūkṣmaṁ
veṣṭanāmbara-lakṣaṇam

evam ambara-yuktaṁ ca
kaṭi-sūtreṇa yojayet

Un codo de largo y cuatro dedos de ancho (tres pulgadas) debe ser el paño que cubre, suave, blanco y de textura fina. Une este paño con el *kaṭi-sūtra* (un hilo que se pone alrededor de las caderas).

bhāsmanā gātraṁ saṁlipya
siddhāsanaṁ samācaret
nāsābhyāṁ prāṇam ākṛṣya
apāne yojayed balāt

tāvad ākuñcayed guhyam
aśvinī-mudrayā śanaiḥ
yāvad gacchet suṣumṇāyāṁ
vāyuḥ prakāśayed dhaṭhāt

Frote el cuerpo con cenizas; siéntese en *siddhāsana*; inspire el *prāṇa-vāyu* con las fosas nasales hasta unirlo por la fuerza con el *apāna*. Contraiga el recto lentamente con *aśvinī-mudrā* hasta que el *vāyu* entre al *suṣumṇā* y manifieste su presencia.

tadā vāyu-prabhandhena
kumbhikā ca bhujaṅginī
baddha-śvāsas tato bhūtvā
ca ūrdhva-mātraṁ prapadyate

Conteniendo la respiración mediante *kumbhaka* de esta manera, la serpiente *kuṇḍalinī*, sintiéndose sofocada, despierta y se eleva [hacia el *brahma-randhra*].

Asimismo, el *Śiva Saṁhitā* (4.53-55) se refiere a *śakti-cālana-mudrā* de la siguiente manera:

ādhāra-kamale suptāṁ
cālayet kuṇḍalīṁ dṛḍhām
apāna-vāyum āruhya
balād ākṛṣya buddhimnā
śakti-cālana-mudreyaṁ
sarva-śakti-pradāyinī

Deje que el sabio yogui por la fuerza y con firmeza atraiga a la diosa Kuṇḍalī que duerme en el loto *ādhāra*, por medio del *apāna-vāyu*. Este es *śakti-cālana-mudrā*, que otorga todos los poderes.

śakti-cālanam evaṁ hi
praty ahaṁ yaḥ samācaret
āyur-vṛddhir bhavet tasya
rogāṇāṁ ca vināśanam

De esta manera, quien practica este *śakti-cālana* diariamente alarga la vida y destruye las enfermedades.

vihāya nidrāṁ bhujagī
svayam ūrdhve bhavet khalu
tasmād abhyāsanaṁ kāryaṁ
yoginā siddhim icchatā

Dejando su sueño, la serpiente misma (es decir, Kuṇḍalī) se eleva; por lo tanto, deja los yoguis deseosos de poder practiquen esto.

Técnica: Comience esta práctica desde *vajrāsana* (la postura del rayo), relajado y con la espalda erguida. Sostenga cada talón con la mano correspondiente. Levante sus nalgas y golpéelas suavemente sobre sus manos. A continuación realice *bhastrikā-prāṇāyāma* seguida de *kumbhaka* durante el tiempo que le sea posible.

5. Los *bandhas* o 'candados'

La palabra *bandha* significa en sánscrito 'atar', 'amarrar', 'atrapar' o 'cerrar'. Los *bandhas* cumplen una función muy importante dentro del proceso de purificación y despertar de la *kuṇḍalinī-śakti*. Estas prácticas nos permiten aislar determinadas áreas del organismo donde la energía vital no circula libremente debido a desperdicios acumulados. Los *bandhas* nos ayudan a dominar el *agni* (fuego) corporal y utilizarlo para quemar estos desperdicios. En general, la práctica de *bandhas* y *mudrās* se rige según las mismas indicaciones que las *āsanas*: deben ejecutarse con el estómago vacío y en soledad. De acuerdo con el *Yoga-śikha Upaniṣad*, los *bandhas* más importantes son *jālandhara-bandha*, *uddīyana-bandha* y *mūla-bandha*. El *Śiva Saṁhitā* (4.12-15) enfatiza la importancia de los *mudrās* y *bandhas* para despertar la energía serpentina:

adhunā kathayiṣyāmi
yoga-siddhi-karaṁ param
gopanīyaṁ susiddhānāṁ
yogaṁ parama-durlabham

Ahora le diré los mejores medios para lograr el éxito en yoga. Los practicantes deben guardarlo en secreto. Es el yoga más inaccesible.

suptā guru-prasādena
yadā jāgarti kuṇḍalī
tadā sarvāṇi padmāni
bhidyante granthayo 'pi ca

Cuando se despierta a la diosa durmiente Kuṇḍalinī mediante la gracia del gurú, entonces todos los lotos y los nudos son fácilmente perforados por completo.

tasmāt sarva-prayatnena
prabodhayitum īśvarīm
brahma-randhra-mukhe suptāṁ
mudrābhyāsaṁ samācaret

Por lo tanto, para que la diosa que está dormida en la desembocadura del *brahma-randra* (el hueco más interno del *suṣumṇā*) se despierte, deben practicarse los *mudrās* con sumo cuidado.

mahā-mudrā mahā-bandho
mahā-vedhaś ca khecarī
jālandharo mūla-bandho
viparītākṛtis tathā

uḍḍīyānaṁ caiva vajrolī
daśame śakti-cālanam
idaṁ hi mudrā-daśakaṁ
mudrāṇām uttamottamam

Entre los numerosos *mudrās*, los diez mejores son *mahā-mudrā*, *mahā-bandha*, *mahā-vedha*, *khecarī*, *jālandhara*, *mūla-bandha, viparīta-karaṇī, uḍḍīyāna, vajrolī* y *śakti-cālana.*

Mūla-bandha

La palabra sánscrita *mūla* significa 'raíz', 'origen' o 'fuente' y se refiere a la zona del *mūlādhāra-cakra*, mientras que *bandha* quiere decir 'candado'. Esta es una de las técnicas básicas para despertar la *kuṇḍalinī-śakti*, debido a que estimula directamente el primer centro, el cual es la morada de Kuṇḍalinī. El *Haṭha-yoga-pradīpikā* (3.61-69) lo describe de manera detallada:

pārṣṇi-bhāgena saṁpīḍya
yonim ākuñcayed gudam
apānam ūrdhvam ākṛṣya
mūla-bandho 'bhidhīyate

Presionando el *yoni* (perineo) con el talón, contra el ano hacia arriba. Succionando así el *apāna*, se ejecuta el *mūla-bandha.*

adho-gatim apānaṁ vā
ūrdhva-gaṁ kurute balāt
ākuñcanena taṁ prāhur
mūla-bandhaṁ hi yoginaḥ

El *apāna*, que naturalmente fluye hacia abajo, se ve forzado a subir. Los yoguis se refieren a este *mūla-bandha* como el ejecutado contrayendo el ano.

gudaṁ pārṣṇyā tu saṁpīḍya
vāyum ākuñcayed balāt

vāraṁ vāraṁ yathā cordhvaṁ
samāyāti samīraṇaḥ

Presionando muy bien el talón contra el ano, succione el aire con fuerza, una y otra vez, hasta que [el aire] suba.

prāṇāpānau nāda-bindū
mūla-bandhena caikatām
gatvā yogasya saṁsiddhim
gaccato nātra sāṁśayaḥ

Prāṇa, *apāna*, *nāda* y *bindu* unidos como uno mediante la *mūla-bandha*, sin duda otorgará el éxito en el yoga.

apāna-prāṇayor aikyaṁ
kṣayo mūtra-purīṣayoḥ
yuvā bhavati vṛddho 'pi
satataṁ mūla-bandhanāt

Mediante la purificación de *prāṇa* y *apāna*, la orina y los excrementos disminuyen. Incluso un hombre mayor también se vuelve joven si practica *mūla-bandha* constantemente.

apāne ūrdhvage jāte
prayāte vahni-maṇḍalam
tadānala-śikhā dīrghā
jāyate vāyunā hatā

Subiendo, *apāna* entra en la región del fuego, es decir, el estómago. La llama de fuego se aviva cuando se encuentra con el aire [*apāna*].

tato yāto vahny apānau
prāṇam uṣṇa-svarūpakam
tenātyanta-pradīptas tu
jvalano dehajas tathā

Estos, el fuego y *apāna*, van al *prāṇa* naturalmente caliente, el que se inflama a causa de la sensación de ardor en el cuerpo.

tena kuṇḍalinī suptā
santaptā saṁprabudhyate
daṇḍā-hatā bhujaṅgīva
niśvasya ṛjutāṁ vrajet

Mediante esto, la Kuṇḍalinī durmiente, que es muy caliente, se despierta por completo. Se vuelve recta como una serpiente matada con un palo.

bilaṁ praviṣṭeva tato
brahma-nāḍy antaraṁ vrajet
tasmān nityaṁ mūla-bandhaḥ
kartavyo yogibhiḥ sadā

Entra el *brahma-nāḍī*, como una serpiente entra en su agujero. Por lo tanto, el yogui debe practicar siempre este *mūla-bandha*.

Técnica: Siéntese en *siddhāsana* y apoye sus manos sobre las rodillas. Presione el perineo con el talón izquierdo mientras aprieta con el talón derecho el espacio que hay por encima de los genitales. Expulse todo el aire de sus pulmones para luego poder inspirar con profundidad. Retenga la respiración y aplique *jālandhara-bandha* explicada a continuación. Luego, contraiga los músculos del perineo, la zona situada entre el ano y los genitales, y elévelos verticalmente hacia el ombligo. En las mujeres, esta zona es el lugar de unión de la vagina y el útero. Simultáneamente, el vientre se pliega hacia atrás y hacia arriba en dirección a la columna. Mientras retiene la respiración, mantenga contraída el área alrededor del primer centro energético. Luego proceda a liberar el *mūla-bandha* y a deshacer el *jālandhara-bandha*. Finalmente, normalice la respiración.

Mūla-bandha implica al mismo tiempo una contracción física del perineo y una contracción energética del primer centro. Con la práctica, la contracción física desaparece y permanece solo la contracción energética del *mūlādhāra-cakra*, capaz de despertar la *kuṇḍalinī-śakti* e introducirla en el *suṣumṇā-nāḍī*. El *mūla-bandha* cambia el curso descendiente de *apāna-vāyu* y lo hace circular hacia arriba para unirse con *prāṇa-vāyu*, que se asienta en la región del pecho y une el *nāda* con el *bindu*. La mayoría de los seres humanos carece de una clara conciencia y dominio de sus músculos como los esfínteres anales. Solo a través de un entrenamiento sistemático y una práctica regular es posible aumentar el poder de contracción de estos músculos. Al principio, no vaya más allá de un máximo de cinco series diarias.

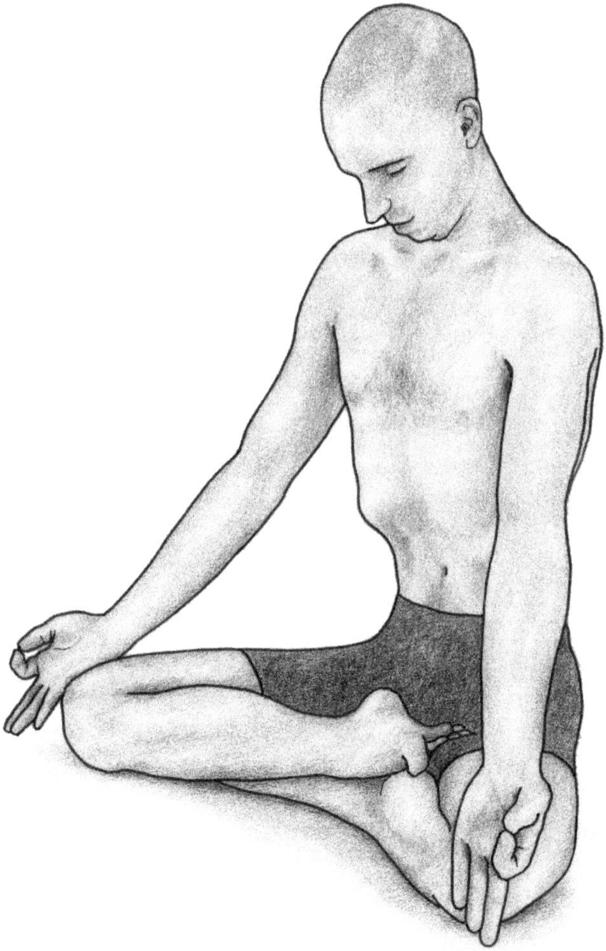

Mūla-bandha

JĀLANDHARA-BANDHA

Esta técnica es señalada en el *Gheraṇḍa Saṁhitā* (3.12-13) de la siguiente manera:

kaṇṭha-saṁkocanaṁ kṛtvā
cibukaṁ hṛdaye nyaset
jālandhare kṛte bandhe
ṣoḍaśādhāra-bandhanam
jālandhara-mahā-mudrā
mṛtyoś ca kṣaya-kāriṇī

Mientras contrae la garganta, coloque la barbilla sobre el pecho. Esto se llama *jālandhara*. Por este *bandha*, los dieciséis *ādhāras* (puntos de soporte vital) se cierran. Este *mahā-mudrā* destruye la muerte.

siddhaṁ jālandharaṁ bandhaṁ
yogināṁ siddhi-dāyakam
ṣaṇ-māsam abhyased yo hi
sa siddho nātra saṁśayaḥ

Quien alcanza la perfección en la práctica de *jālandhara-bandha*, que otorga el éxito a los yoguis, y lo práctica durante seis meses continuamente, sin lugar a dudas se convertirá en un adepto.

Técnica: Para practicar este *bandha*, la espalda debe mantenerse erguida y estirada. Al inspirar, alargue el cuello, empuje la cabeza ligeramente hacia atrás y mantenga la respiración. Incline la cabeza hacia adelante, insertando la barbilla por encima del hueso superior del esternón hacia la hendidura yugular. Presione el mentón contra el tórax.

UḌḌĪYĀNA-BANDHA

El *Gheraṇḍa-saṁhitā* (3.10) cita este *bandha* de la siguiente manera:

udare paścimaṁ tānaṁ
nābher ūrdhvaṁ tu kārayet
uḍḍīnaṁ kurute yasmād
aviśrāntaṁ mahā-khagaḥ
uḍḍīyānaṁ tvasau bandho
mṛtyu-mātaṅga-kesarī

> Contraiga los intestinos en igual proporción por encima y por debajo del ombligo hacia la espalda, de manera que las vísceras abdominales toquen la parte posterior. Quien practique este *uḍḍīyāna* (vuelo hacia arriba) sin cesar conquistará la muerte. La Gran Ave (el aliento), mediante este proceso, es de inmediato forzada hacia arriba por el *suṣumṇā* y vuela (se mueve) constantemente.

Técnica: Primero, aprenda esta técnica de pie, parado. Cuando la domine, puede comenzar a practicarla sentado en *padmāsana*, *siddhāsana* o *sukhāsana*.

De pie, parado, separe los pies treinta centímetros. Flexione las piernas lo suficiente como para poder apoyar las palmas sobre sus muslos con los dedos apuntando hacia el interior. Flexione el tronco hacia adelante curvando ligeramente la espalda. Inspire y luego expulse el aire de golpe; espire hasta vaciar los pulmones por completo. Presionando las palmas sobre sus muslos, retenga la respiración y sin inspirar, relaje su abdomen y eleve el diafragma llevando sus intestinos hacia arriba. Lleve la pared abdominal hacia la columna, como acercando el ombligo a la espina dorsal. Dirija su atención al *maṇipūra-cakra* mientras mantiene el aliento y la retracción del vientre. Luego, relaje los músculos abdominales para que estos vuelvan a su posición original. Respire cuando el abdomen haya regresado a su posición original, nunca antes. Al principio, no practique más de seis series diarias.

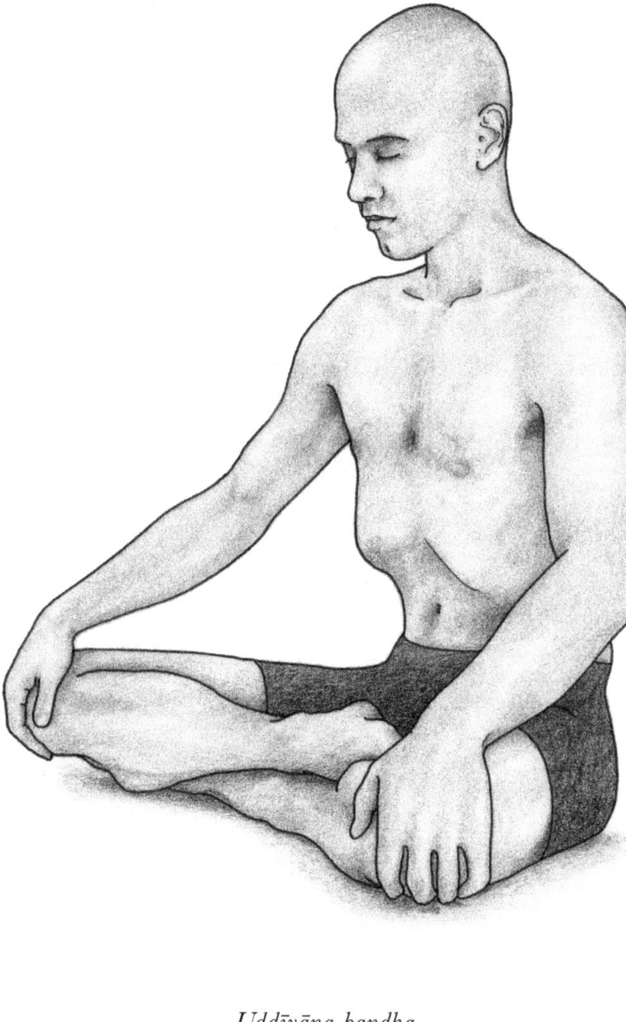

Uḍḍīyāna-bandha

Mahā-bandha

Mahā-bandha consiste en la aplicación de los tres *bandhas* anteriormente mencionados al mismo tiempo. Por lo tanto, no es recomendable practicar esta técnica sin antes haber logrado un dominio de los tres *bandhas*.

Técnica: Siéntese en *siddhāsana*. Apóyese con firmeza sobre las rodillas elevando los hombros y con ambos brazos extendidos. Mientras espira, aplique en el siguiente orden: el *jālandhara-bandha*, el *uḍḍīyāna-bandha* y el *mūla-bandha*. Para liberar el *mahā-bandha*, el orden será a la inversa: primero suelte el *mūla-bandha*, luego el *uḍḍīyāna-bandha* y, finalmente, el *jālandhara-bandha*.

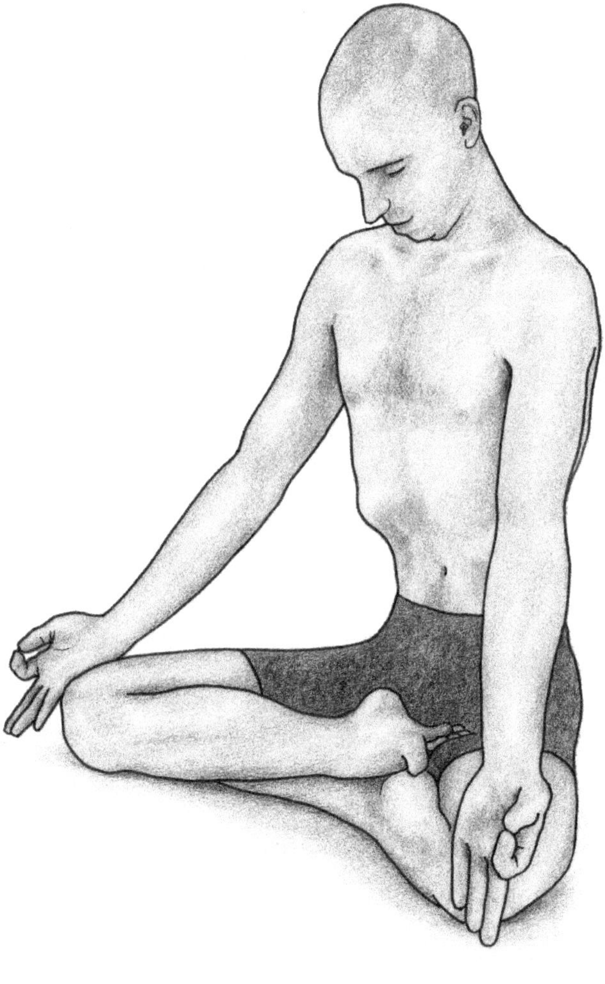

Mahā-bandha

Epílogo: La vía de la *kuṇḍalinī*

Este sendero yace en los fundamentos de cada uno de los yogas. Toda sensación de amor y devoción que experimentamos es la *kuṇḍalinī* misma y su anhelo por reunirse con su Señor. Quien se acerque a este sendero para obtener poder, fuerza o vigor se sentirá decepcionado; no así quien lo haga para crecer, evolucionar y desarrollarse.

El mensaje del *kuṇḍalinī-yoga* nos habla acerca de la necesidad de extender nuestras alas y alejarnos de la Tierra o, mejor dicho, de distanciarnos de la mundanidad. Esta vía yóguica nos ofrece una alternativa para salir del dominio del campo gravitacional de nuestros apegos.

Muchos seres humanos desperdician la mayor bendición y pasan sus días sobreviviendo sobre el planeta, interesados meramente en satisfacer las necesidades físicas básicas para mantenerse; pero es una tragedia sobrevivir teniendo la maravillosa oportunidad de vivir.

Nos referimos al proceso espiritual como a una elevación, como si se tratara de una dirección física, porque al mirarnos desde las alturas, nuestra vida dentro de la sociedad, con sus preocupaciones, metas e intereses, se ve... tan pequeña. Al superar las debilidades y trascender las adicciones, los placeres que ofrece el mundo decrecen y el disfrute mundano disminuye. Al observar lo mundano desde las alturas del espíritu, nuestra conciencia crece, se expande y florece, aunque corporalmente permanezcamos en el mismo lugar. Es una experiencia en la cual nada cambia con relación al aspecto físico, aunque nunca nada volverá a ser igual.

En términos de conciencia, ascender es ir en pos de la fusión, mientras que descender nos conduce a la multiplicidad. Hacia arriba es sinónimo de interiorización, mientras que hacia abajo lo es de exteriorización. Adentrarnos es elevarnos, mientras que salir es descender al mundo relativo de formas y nombres y percibir la vida de manera superficial. Crecer realmente es sabernos a nosotros mismos. Cuanto mejor nos conozcamos, mayor será la altura que alcancemos.

En este transformador regreso desde la Tierra al cielo, en el florecer desde lo que poseemos hasta lo que somos, es muy difícil establecer con exactitud dónde empieza y termina cada etapa. El despertar de cada centro no depende solo del método que practiquemos, sino del precio que estemos dispuestos a pagar. Las técnicas están destinadas a crear el suficiente espacio interior para que algo ocurra, pero Dios ocurre según su propia voluntad, que es absolutamente libre. Las técnicas no son manipulaciones dirigidas al cielo, ya que este no puede ser controlado por lo humano, sino que son invitaciones que no implican compromiso alguno para el invitado.

Cual semillas enterradas en la tierra, permanecemos en los chakras básicos. Este yoga nos sugiere elevarnos, madurar, crecer y florecer en y desde la conciencia. La distancia que separa un chakra de otro dependerá de nuestra sed de libertad, hambre de dicha y deseos de amar. Tardamos en pasar desde el primer centro hasta el tercero el tiempo que nos lleva darnos cuenta del verdadero valor de lo material, de que ser es más importante que tener. La distancia hasta alcanzar y despertar el centro del corazón es proporcional al tiempo que tardamos en aceptar nuestra soledad. Desde el *ajña* al *sahasrāra* hay solo un paso: desde lo que creemos ser hacia nuestra realidad.

El *kuṇḍalinī-yoga* confía en el ser humano; nos enseña que no es necesario buscar nuestro potencial divino en nada externo, porque yace en nosotros y solo tenemos que despertarlo. Así como a la mente la despiertan el bullicio y el ruido, el silencio y la observación perturban el sueño de la conciencia. Será necesario aplicar muchísimo silencio y observar atentamente para poder despertarla.

El agua en su forma líquida o sólida es atraída por la fuerza de la gravedad. Despertar la *kuṇḍalinī* es encender el fuego divino que hace hervir el agua hasta evaporarla; solo así el agua puede alcanzar las alturas. Nuestra atracción por la luz implica una aceptación incondicional del fuego y su calor. Solo quien ha sido merecedor de la gracia de acceder a ser hervido hasta evaporizarse emerge en la totalidad.

Kuṇḍalinī es una vía que comienza cuando nos damos cuenta de que nos encontramos sepultados en lo terrenal. El maestro nos dirá que no hay nada malo en ello, siempre y cuando no hagamos de lo mundano nuestro hogar y morada. Esta vía nos guía hacia la responsabilidad, la madurez, la libertad y las alturas. El *kuṇḍalinī-yoga* nos enseña que somos una semilla de luz con un infinito potencial, la cual, desde lo más profundo de lo terrenal y mundano, es capaz de crecer, elevarse, trascender, hasta manifestarse como el más fascinante loto de la creación, como la más maravillosa flor en el jardín del Señor.

Apéndices

Chakra	*Mūlādhāra*	*Svādhiṣṭhāna*	*Maṇipūra*	*Anāhata*	*Viśuddha*	*Ājñā*	*Sahasrāra*
Español	Chakra raíz	Chakra del sacro	Chakra umbil-ical	Chakra del corazón	Chakra de la garganta	Chakra del tercer ojo	Chakra coronal
Kṣetram	Base de la columna vertebral	En la zona del pubis, justo por encima de los genitales	En el ombligo	En el corazón	En la parte delantera del cuello, en el hoyo de la gar-ganta	En el *Bhrū-madhya*, el centro del entrecejo	En la coro-nilla
Deidades o *devas*	Brahmā y Gaṇeśa	Viṣṇu	Bradhna-rudra	Īśāna Rudra	Pañca-vaktra-śi-va	Ardha-nārīśvara	Śiva
Diosa o *devī*	Ḍākinī	Rākiṇī	Lākinī	Kākinī	Śākinī	Hākinī	Mahā-śakti
Elemento o *tattva*	Tierra o *tattva-pṛthvī*	Agua, *āpa-tattva o āpas*	Fuego, o *agni*	Aire, o *vāyu*	Éter, o *ākāśa*	Mente, o *manas*	No posee
Color del chakra	Rojo	Naranja	Amarillo	Verde	Celeste	Índigo	Violeta
Color del *tattva*	Amarillo	Blanco	Rojo	Ahumado	Azul	No posee	No posee

Poder	Conocimiento acerca de la *kuṇḍalinī*	El poder de comunicarse con el plano astral y con seres astrales	El conocimiento del propio cuerpo a la perfección	Dominio sobre la energía vital y los sentidos. El poder de sanación de enfermos	El conocimiento de las sagradas escrituras. El poder de leer los pensamientos del prójimo y la posibilidad de vivir sin ingerir alimentos	La posibilidad de entrar en otro cuerpo y la adquisición de poderes místicos	La iluminación
Número de pétalos	Cuatro	Seis	Diez	Doce	Dieciséis	Dos	Mil
Mantras de los pétalos	*Vaṁ, Śaṁ, Ṣaṁ y Saṁ*	*Baṁ, Bhaṁ, Maṁ, Yaṁ, Raṁ y Laṁ*	*Ḍaṁ, Ḍhaṁ, Ṇaṁ, Taṁ, Thaṁ, Daṁ, Dhaṁ, Naṁ, Paṁ y Phaṁ*	*Kaṁ, Khaṁ, Gaṁ, Ghaṁ, Ṅaṁ, Caṁ, Chaṁ, Jaṁ, Jhaṁ, Ñaṁ, Ṭaṁ y Ṭhaṁ*	*Aṁ, Āṁ, Iṁ, Īṁ, Uṁ, Ūṁ, Ṛṁ, Ṝṁ, Ḷṁ, Ḹṁ, Eṁ, Aiṁ, Oṁ, Auṁ, Aṁ, y Aḥ*	*Kṣaṁ y Haṁ*	Todas las letras se encuentran de manera ordenada en todos los pétalos

Chakra	*Mūlādhāra*	*Svādhiṣṭhāna*	*Maṇipūra*	*Anāhata*	*Viśuddha*	*Ājñā*	*Sahasrāra*
Mantra del chakra	*Laṁ*	*Vaṁ*	*Raṁ*	*Yaṁ*	*Haṁ*	*Oṁ*	*Aḥ*
Figura del *maṇḍala*	Cuadrado	Media luna	Triángulo	Hexágono	Círculo	Círculo	No posee
Animal	El elefante Airāvata	Cocodrilo	Carnero	Antílope	Elefante blanco	Gacela negra	No posee
Plano o *loka*	*Bhūr-loka*, o 'el plano terrenal físico'	*Bhuvar-loka*, o 'el plano astral'	*Svarga* o *svar-loka*, 'el plano celestial'	*Mahar-loka*, o 'el plano del equilibrio'	*Janar-loka*, o 'el plano de los *devas*'	*Tapa-loka*, o 'el plano de la austeridad'	*Satya-loka* o 'el plano de la realidad, de la Verdad'
Elemento sutil o *tanmātra*	*Gandha*, u 'olor'	*Rasa*, o 'gusto'	*Rūpa*, 'forma o color'	*Sparśa*, o 'tacto'	*Śabda*, o 'sonido'	No posee	No posee
Glándula	Glándulas suprarrenales	Las gónadas o glándulas sexuales	El páncreas	Paraganglios supracardíacos o timo	Tiroides o paratiroides	La pituitaria, llamada también hipófisis	La hipófisis o glándula pituitaria

Órgano sensorio o *jñanendriya*	Nariz (*ghrāṇa*) para oler (*ghranendriya*)	Lengua (*rasanā*) para degustar (*rasanendriya*)	Ojos (*cakṣu*) para ver (*cakṣur-indriya*)	Piel (*tvak*), el órgano del tacto	Oídos (*śrotra*), el órgano auditivo	No posee	No posee
Órgano de acción o *karmendriya*	Ano (*pāyu*) para la excreción (*pāyvindriya*)	Genitales (*upastha*) para la reproducción (*upasthendriya*)	Pies (*pāda*) para la locomoción (*pādendriya*)	Manos (*pāṇi*) para el manejo (*hastendriya*)	Boca (*vāk*) para el habla (*vāgindriya*)	No posee	No posee
Conducto energético o *nāḍī*	*Alambusā*	*Kuhu*	*Viśvodarā*	*Varuṇa*	*Sarasvatī*	*Iḍā y piṅgalā*	*Suṣumṇā*
Bioelemento o *doṣa*	*Kapha*	*Kapha*	*Pitta*	*Vāta*	*Vāta*	No posee	*Kapha*
Aire vital o *vāyu*	*Apāna*	*Vyāna*	*Samāna*	*Prāṇa*	*Udāna*	*Prāṇa, apāna, vyāna, samāna y udāna*	No posee

Chakra	*Mūlādhāra*	*Svādhiṣṭhāna*	*Maṇipūra*	*Anāhata*	*Viśuddha*	*Ājñā*	*Sahasrāra*
Envoltura o *kośa*	Anna-maya, o 'el cuerpo físico burdo'	Prāṇa-maya, o 'cuerpo energético'	Prāṇa-maya, o 'cuerpo energético'	Mano-maya, o 'envoltura mental'	Vijñāna-maya, o 'envoltura intelectual	Vijñāna-maya, o 'envoltura intelectual'	Ānanda-maya, o 'envoltura de dicha'
Aroma	Sándalo	Vainilla	Lavanda	Rosa	Eucalipto	Jazmín	Loto
Planeta o *graha*	Maṅgala, o 'Marte'	Bṛhaspati, o 'Júpiter'	Sūrya, o 'Sol'	Śukra, o 'Venus'	Budha, o 'Mercurio'	Śani, o 'Saturno'	Ketu, o 'el nodo descendiente meridional de la Luna'
Posturas o *āsanas*	El triángulo (*trikoṇāsana*) y la pinza vertical (*pāda-hastāsana*)	El cuervo (*kakāsana*), el pavo real (*mayūrāsana*) y la pinza (*paścimottānāsana*)	El arco (*dhanur-āsana*), la torsión espinal (*ardha-matsyendrāsana*) y la langosta (*śalabhāsana*)	La torsión espinal (*ardha-matsyendrāsana*), la cobra (*bhujaṅgāsana*) y el pez (*matsyāsana*)	La postura sobre los hombros (*sarvāṅgāsana*), el pez (*matsyāsana*), el arado (*halāsana*) y la torsión espinal (*ardha-matsyendrāsana*)	La cobra (*bhujaṅgāsana*) y la pinza (*paścimottānāsana*)	La postura sobre la cabeza (*śīrṣāsana*)

Glosario sánscrito

A

***Abhinava Gupta*:** Un importante maestro espiritual. Vivió en la India entre los años 950 y 1016 d. C. Fue el exponente del sistema filosófico *pratyabhijñā* del shaivismo monista de Cachemira. Escribió numerosas obras sobre shaivismo, *tantra*, *bhakti*, teatro, poesía, danza y estética.

***Ahaṅkāra* o *ahaṁ-kāra*:** Ego. 'Yo soy el hacedor'.

***Ājñā-cakra*:** Centro energético del tercer ojo.

***Anāhata-cakra*:** Centro energético del corazón.

***Apāna*:** Uno de los cinco tipos de energía vitales que fluyen por el cuerpo.

***Āsana*:** Asiento, un lugar para sentarse, una postura en *haṭha-yoga*. Además, la tercera etapa del *aṣṭāṅga-yoga*.

***Āśram*:** Ermita o comunidad espiritual.

***Atharva Veda*:** Uno de los cuatro Vedas sagrados.

Airāvata: Elefante blanco sin manchas. Señor de los elefantes. Tiene ocho colmillos y cinco trompas.

B

***Bhagavad-gītā*:** Literalmente, 'la canción de Dios'. El texto más esencial y ampliamente aceptado por todas las filosofías y líneas del *sanātana-dharma*. El Señor Kṛṣṇa explica la esencia de *sādhana* y el conocimiento espiritual en forma de una conversación con su discípulo Arjuna en el campo de batalla de Kurukṣetra.

Bhagavān: El aspecto personal de la divinidad.

***Bhastrikā-prāṇāyāma*:** Una técnica importante de *prāṇāyāma*. Incluye inspiración y espiración rápidas y contundentes, accionadas por el movimiento del diafragma.

***Bījākṣara*:** Letra que representa una *bīja-mantra*.

***Bīja-mantra*:** Semilla o mantra de una sílaba. La forma más concentrada y poderosa de la vibración del sonido. El espectro de *bīja-mantra* incluye todas las letras en sánscrito, terminando con *anusvāra*, el sonido nasal puro.

***Bindu*:** Literalmente, 'punto' o 'mancha'. Una gota condensada de luz que contiene tanto el aspecto estático como el dinámico del absoluto. Cuando la conciencia pura e infinita desea emanar luz, se condensa a sí misma en el *bindu*. Se representa con el punto *anusvāra* del sánscrito que denota un sonido nasal puro.

Brahmā: El dios creador. Uno de los tres dioses de la *trimūrti* (tríada) védica: Brahmā, Viṣṇu y Śiva.

***Brahmacarya*:** Brahma es el Ser absoluto o supremo, *carya* significa 'comportamiento' o 'conducta'. Entonces, *brahmacarya* significa 'el comportamiento o la conducta de Dios'. En general, se relaciona con el celibato.

***Brahma-muhūrta*:** La hora de Brahmā, que son los 96 minutos antes de la salida del sol. Es un lapso de tiempo muy auspicioso para la práctica del yoga y la meditación.

Brahman: La conciencia suprema y absoluta.

***Brāhmaṇa*:** Un miembro de la clase (*varṇa*) más alta de la sociedad védica tradicional. Los miembros de esta clase se dedican a estudiar, enseñar y practicar.

***Brahma-randhra*:** La cueva de Brahman. Es un agujero

en la coronilla a través del cual el alma sale en el momento de la muerte.

***Brahmacārī* o *brahmacārin*:** Una persona en el estado de *brahmacarya* o estudiante célibe.

***Buddhi*:** Intelecto.

C

***Chāndogya Upaniṣad*:** Uno de los *upaniṣads* más importantes, antiguos y extensos. Es parte de la sección *Chāndogya-brahmaṇa* del *Sāma Veda*.

D

***Deva*:** Deidad, dios, ser divino.

***Devī*:** Divina Madre, diosa.

***Devī Sūktam*:** Poema famoso que glorifica a la Madre Divina. Aparece en el *Mārkaṇḍeya Purāṇa*. También se le llama *Devī-māhātmyam*, *Durgā-sapta-śatī* y *Caṇḍī-p*āṭha.

***Durgā-sapta-śatī*:** Véase *Devī Sūktam*.

***Devī-gītā*:** 'La canción de la diosa'. Un poema en el *Devī-bhāgavatam*, presentado como una conversación entre las montañas del Himalaya (Himavan) y la Devī. Contiene orientación filosófica y práctica, así como orientación sobre la adoración a Devī.

***Devī-bhāgavatam* o *Devī-bhāgavata Purāṇa*:** Una de las escrituras centrales del shaktismo. Se venera el aspecto femenino de la divinidad como el origen de la existencia, la creadora, preservadora y destructora, así como la que otorga liberación espiritual.

***Dharma*:** Literalmente, 'lo que es establecido'. El derecho, la religión, el deber o la moral.

***Doṣas*:** Bioelementos. Humores del cuerpo. De acuerdo con el *Āyur-veda* hay tres *doṣas*: *vāta* (elemento aireado), *pitta* (elemento ardiente) y *kapha* (elemento acuoso). Cuando su equilibrio se altera, se experimentan enfermedades.

G

Garuḍa: Āguila divina, el vehículo del Señor Viṣṇu.

***Gheraṇḍa Saṁhitā*:** Literalmente, 'la colección de Gheraṇḍa'. Manual de yoga enseñado por Gheraṇḍa a Caṇḍa Kāpālī. Uno de los tres textos clásicos del *haṭha-yoga*.

***Granthi*:** Literalmente, 'nudo'. Válvulas energéticas que bloquean la elevación de la *kuṇḍalīṇī-śakti* con el fin de protegernos.

***Guru*:** Maestro y guía espiritual en el hinduismo.

H

***Haṭha-yoga*:** Literalmente, 'yoga forzado'. Un sistema de yoga antiguo que se ha difundido por todo el mundo. Se compone de s corporales físicas (*āsanas*), relajación y *prāṇāyāma*, cuyo objetivo es preparar el cuerpo para la meditación.

***Haṭha-yoga-pradīpikā*:** Un texto sánscrito clásico básico sobre *haṭha-yoga* y *kuṇḍalīnī*. Fue compilado por Swami Svātmārāma en el siglo XV d. C.

Hari: Uno de los nombres del Señor Viṣṇu.

I

***Iḍā*:** El *nāḍī* izquierdo.

Indra: El rey de los dioses, el Señor del cielo, la lluvia y la guerra.

J

***Jambū-dvīpa*:** La isla o continente terrenal. De acuerdo con la cosmología védica, es el reino donde viven los seres humanos ordinarios.

***Jīva*:** Alma, vida.

***Jñānendriyas*:** Cinco órganos cognitivos: boca, manos, pies, ano y genitales.

K

Kailāsa: Una montaña en la cordillera del Himalaya, la morada del Señor Śiva en la que vive unido con Pārvatī.

***Kanda*:** Un centro en el cuerpo astral del que salen *nāḍīs*. Situado entre el ano y la base de los genitales, debajo del *mūlādhāra-cakra*.

***Kapha*:** Bioelemento (*doṣa*) acuoso.

***Karmendriyas*:** Cinco órganos de acción. Llevan a cabo las siguientes acciones: habla (boca), asimiento (manos), locomoción (piernas), excreción (ano) y reproducción (genitales).

Shaivismo de Cachemira: Tradición shaiva tántrica no dualista que se originó en Cachemira. Su filosofía es el sistema *pratyabhijñā* (reconocimiento), expuesto principalmente por Abhinava Gupta.

***Kālī*:** Diosa, una de las formas de Durgā Devī, la Madre Divina. Tiene tez oscura, ojos rojos y pelo largo y negro. Con frecuencia, aparece con una guirnalda de cráneos alrededor de su cuello. Es adorada por los shaktas como la realidad última o Brahman, como la protectora divina que otorga la liberación.

***Kośas*:** Envolturas o capas que cubren el alma.

***Kṣemarāja*:** Véase *Pratyabhijñā-hṛdayam.*

***Kṣetram* o *kṣetra*:** Área, campo o región. En *kuṇḍalinī*, es la reflexión de los chakras en la superficie frontal del cuerpo.

Kṛṣṇa: Encarnación del Señor Viṣṇu, también considerado como la personificación de lo Absoluto.

***Kumbhaka*:** Retención de la respiración. Es uno de los principales componentes de la práctica de *prāṇāyāma.*

M

***Māyā*:** El poder de la ilusión.

***Manas*:** La mente.

Maheśvara: Literalmente, 'el gran Señor'. Uno de los nombres de Śiva.

Maheśvarī: Literalmente, uno de los nombres de Śakti, 'la gran diosa'.

***Maṇḍala*:** Literalmente, 'círculo'. Diagrama espiritual y ritual. También, una división o un libro en el *Ṛg Veda.*

***Maṇipūra-cakra*:** Centro energético umbilical.

***Meḍhra*:** Área de los genitales. Otro nombre para el *svādhiṣṭhāna-cakra.*

***Mudrā*:** Literalmente, 'sello'. Posturas para bloquear o sellar la energía vital con el fin de dirigirla hacia la abertura de la *suṣumṇā-nāḍī* y así despertar la *kuṇḍalinī.*

***Mūlādhāra-cakra*:** Centro energético de la raíz.

***Mantra*:** Sílaba mística sagrada.

N

***Nāda*:** Sonido, a menudo se utiliza para denotar el sonido o pulsación divina.

***Nāḍīs*:** Canales a través de los cuales fluye la energía vital (*prāṇa*) en el cuerpo sutil.

O

***Oṁ*:** Sonido original.

P

***Padmāsana*:** Literalmente, 'la postura del loto'. Postura de sentado recomendada para la meditación.

***Parama-śiva*:** El aspecto sin forma (*nirguṇa*) de Śiva. La realidad trascendental, la conciencia suprema, la Verdad absoluta, intemporal, infinita, indivisible, que está más allá de los sentidos y la mente.

***Piṅgalā*:** El *nāḍī* derecho.

***Pitta*:** Bioelemento (*doṣa*) ardiente.

***Prakṛti*:** Naturaleza. La fuente de las tres modalidades de la naturaleza: *sattva*, *rajas* y *tamas*. Es la manifestación de Śakti, la energía divina femenina. Se refiere a la realidad superficial.

***Prāṇa*:** La energía vital, el aire vital.

***Pratyabhijñā-hṛdayam*:** Literalmente, 'el secreto del autorreconocimiento'. Compendio del sistema *pratyābhijñā* del shaivismo de Cachemira. Escrito por el sabio Kṣemarāja, el ilustre discípulo de Abhinava Gupta que fue el principal exponente de esta filosofía.

***Purāṇas*:** Escrituras que revelan los valores védicos de manera sencilla, a menudo a través de historias tradicionales sobre santos, reyes y grandes devotos.

***Puruṣa*:** El alma o ser supremo. La manifestación individual de Śiva (o la divinidad). Se refiere al mundo interno subjetivo.

R

***Rajas*:** Modalidad de la pasión, una de los tres *guṇas* (modos de la naturaleza).

***Ṛg Veda*:** Uno de los cuatro Vedas.

***Ṛṣi*:** Veedor, un sabio autorrealizado.

S

***Sāma Veda*:** Uno de los cuatro Vedas.

***Sādhaka*:** Aspirante espiritual.

***Sādhana*:** Práctica espiritual.

***Sādhu*:** Una persona virtuosa y santa.

***Sahasrāra-cakra*:** Centro energético de la coronilla.

Śakti: Potencia. El aspecto femenino, externo, activo, inmanente y creativo de Śiva, o lo absoluto.

***Samādhi*:** Completa unión con la divinidad. La última de las ocho etapas del *aṣṭāṅga-yoga*.

***Sanātana-dharma*:** Literalmente, 'religión eterna'. Hinduismo.

***Sāṅkhya*:** Una de las seis escuelas ortodoxas (*darśanas*) del *sanātana-dharma*. Promueve el dualismo metafísico y su formulación clásica.

***Śaṅkarācārya*:** El principal exponente de la escuela filosófica *advaita vedānta*.

***Sannyasī*:** Monje.

***Sattva*:** Una de las tres modalidades de la naturaleza (*guṇas*). Modalidad de la bondad y la claridad.

***Saundarya-laharī*:** Literalmente, 'olas de belleza'. Poema atribuido a Śaṅkārācarya. Cuenta con 103 estrofas que exaltan la belleza, gracia y bondad de la diosa Parvatī, la consorte de Śiva. También menciona el culto a la diosa, los principios de *kuṇḍalīnī* y la unión de Śiva y Śakti.

***Siddhāsana*:** Literalmente, 'la postura bien lograda'. Postura sentada recomendada para la meditación. Es una de las *āsanas* más aconsejadas por las escrituras.

Śiva: Divinidad. Conciencia suprema. Dios de la destrucción.

***Śiva-liṅgam*:** Deidad abstracta del Señor Śiva (el absoluto) y su energía. Su forma comprende el órgano genital masculino situado dentro del órgano genital femenino.

***Śiva Saṁhitā*:** La escritura clásica más completa de *haṭha-yoga*, escrita por un autor desconocido. El texto está dirigido por el Señor Śiva a su consorte Pārvatī.

***Suśruta Saṁhitā*:** Uno de los textos fundamentales de *Āyur-veda*, la antigua medicina y cirugía védica.

***Śloka*:** Verso en las escrituras sánscritas.

***Śruti*:** Literalmente, 'lo que fue escuchado'. La literatura que fue revelada directamente por Dios. Incluye los cuatro Vedas y los *upaniṣads*.

***Sukhāsana*:** Literalmente, 'la postura confortable'. Postura sentada recomendada para la meditación.

***Suṣumṇā*:** El *nāḍī* central, que conecta el *mūlādhāra-cakra* con el *sahasrāra-cakra*. Cuando la energía *kuṇḍalinī* se despierta, fluye a través de este *nāḍī*.

***Sūtra*:** Un aforismo que expresa conocimiento esencial con un mínimo de palabras o letras.

***Svādhiṣṭhāna-cakra*:** Centro energético del sacro.

***Svastika*:** Un símbolo sagrado y auspicioso. Una forma en cruz con las piernas dobladas 90° a un lado.

T

***Tamas*:** Una de las tres modalidades de la naturaleza (*guṇas*). La modalidad de la oscuridad o ignorancia.

***Tantras*:** Escrituras que enseñan fórmulas místicas, por lo general en forma de diálogos entre Śiva y Durgā.

***Tantrāloka*:** Literalmente, 'luz sobre el *tantra*'. Es un texto completo que contiene la síntesis de los *āgamas* monistas y todas las escuelas del shaivismo de Cachemira. Este trabajo contiene tanto los aspectos rituales como filosóficos de este sendero.

***Tattva*:** Principio, elemento o categoría de existencia.

***Tri-mūrti*:** Tríada védica de dioses: Brahma, Viṣṇu y Śiva, que son el creador, el preservador y el destructor, respectivamente.

U

***Upaniṣads*:** Testimonios escritos directamente por los sabios de la antigüedad. Comprenden la porción final de los Vedas denominada *vedānta*. Presentan la conclusión final de los Vedas.

V

***Vāta*:** Bioelemento (*doṣa*) aireado.

***Vāyu*:** Viento. Es también el nombre del dios viento.

***Vedas*:** Las escrituras reveladas recibidas directamente de Dios (Śruti).

***Vedānta*:** Literalmente, 'el fin de los Vedas'. La conclusión final, la esencia de los Vedas. También es una de las escuelas de la filosofía dentro de *sanātana-dharma*.

Viṣṇu: Una de las formas de Dios. El aspecto de Dios que es responsable del mantenimiento. Considerado por *vaiṣṇavas* como el Dios Supremo.

***Viśuddha-cakra*:** Centro energético de la garganta.

***Viveka-cūḍāmaṇi*:** Literalmente, 'la joya de la sabiduría'. Un famoso libro de Śrī Śaṅkarācārya que ofrece una introducción a la filosofía *advaita vedānta.*

Varuṇa: Señor de los océanos cósmicos.

Y

***Yantra*:** Literalmente, 'instrumento'. Un diagrama geométrico místico, que se utiliza como una ayuda para la meditación en el culto tántrico.

***Yoga-cūḍāmaṇi Upaniṣad*:** Literalmente, 'la joya de la corona del yoga'. *Upaniṣad* menor adjunto al *Sāma Veda.* Es uno de los veinte *upaniṣads* sobre yoga, notable por sus discusiones de *kuṇḍalīnī-yoga.*

***Yoni*:** Perineo. En general, considerado los genitales femeninos. Representado junto con el órgano genital masculino (*liṅga*) como el Śiva-liṅga, la deidad abstracta de Śiva (el absoluto) y su energía.

***Yajur Veda*:** Uno de los cuatro Vedas.

Pronunciación del idioma sánscrito

Alfabeto

Vocales

Vocales cortas	अ *a* इ *i* उ *u* ऋ *ṛ* ऌ *ḷ*
Vocales largas	आ *ā* ई *ī* ऊ *ū* ॠ *ṝ*
Diptongos	ए *e* ऐ *ai* ओ *o* औ *au*

Consonantes

Guturales:	क	*ka*	ख	*kha*	ग	*ga*	घ	*gha*	ङ	*ṅa*
Palatales:	च	*ca*	छ	*cha*	ज	*ja*	झ	*jha*	ञ	*ña*
Cerebrales:	ट	*ṭa*	ठ	*ṭha*	ड	*ḍa*	ढ	*ḍha*	ण	*ṇa*
Dentales:	त	*ta*	थ	*tha*	द	*da*	ध	*dha*	न	*na*
Labiales:	प	*pa*	फ	*pha*	ब	*ba*	भ	*bha*	म	*ma*
Semivocales:	य	*ya*	र	*ra*	ल	*la*	व	*va*		
Sibilantes:	श	*śa*	ष	*ṣa*	स	*sa*				
Aspiradas:	ह	*ha*	ऽ	' *(avagraha)* - el apóstrofe						

Las vocales se pronuncian de la siguiente manera:

a	अ	Se pronuncia como la letra «a» en español, pero es más breve.
ā	आ	Se pronuncia como la letra «a» en español.
i	इ	Se pronuncia como la letra «i» en español, pero es más breve.
ī	ई	Se pronuncia como la letra «i» en español.
u	उ	Se pronuncia como la letra «u» en español, pero es más breve.
ū	ऊ	Se pronuncia como la letra «u» en español.
ṛ	ऋ	Se pronuncia como la letra «r» en español, pero es más breve y se curva la lengua hacia arriba en dirección al cerebro, tras los alveolos.
ṝ	ॠ	Se pronuncia como una «r» cerebral el doble de larga; no fuerte sino suave.
ḷ	ऌ	Es como una «l» cerebral, retrofleja.
e	ए	Se pronuncia como la letra «e» en español.
ai	ऐ	Se pronuncia como «ai» en español.
o	ओ	Se pronuncia como la letra «o» en español.
au	औ	Se pronuncia como «au» en español.
ṁ	तं	*Anusvāra* – Sonido con resonancia nasal, como la letra «n» en la palabra francesa *bo**n**.*

ḥ	तः तीः	*Visarga* – añade un sonido de «h» aspirada al final de la sílaba, más la vocal de la sílaba. Por ejemplo: *taḥ*: 'ta-ha' *tīḥ*: 'ti-hi'

Las consonantes guturales se pronuncian desde la garganta:

k	क	Se pronuncia como la letra «k» en español.
kh	ख	Se pronuncia como la letra «k» en español seguida de una «h» aspirada.
g	ग	Se pronuncia como la «g» de ***g**ato*.
gh	घ	Se pronuncia como la «g» de ***g**ato* seguida de «h» aspirada.
ṅ	ङ	Se pronuncia como «ng» en español, como en la palabra *te**ng**o*.

Las consonantes palatales se pronuncian desde el paladar:

c	च	Se pronuncia como la «ch» en español (postalveolar), como en la palabra chiste.
ch	छ	Se pronuncia como la «ch» seguida de «h» aspirada.
j	ज	Se pronuncia de forma parecida a la «y» consonante (postalveolar), como la «ll» en la palabra lluvia, pero pronunciada con más fuerza.
jh	झ	Se pronuncia parecido a «y-h» con la «h» aspirada, como en la palabra lluvia pero con fuerza y aspirada.
ñ	ञ	Se pronuncia como la «ñ» en español (palatal), como en la palabra niño.

Las consonantes cerebrales se pronuncian tocando el paladar superior con la punta de la lengua enrollada hacia atrás:

ṭ	ट	Se pronuncia como una «t» en español, pero cerebral.
ṭh	ठ	Se pronuncia como una «t» en español, pero cerebral y con «h» aspirada.
ḍ	ड	Se pronuncia como una «d» en español, pero cerebral.
ḍh	ढ	Se pronuncia como una «d» en español, pero cerebral con la «h» aspirada.
ṇ	ण	Se pronuncia como una «n» en español, pero cerebral, como «rna», queriendo pronunciar «r» pero diciendo «na».

Las consonantes dentales se pronuncian apretando la lengua contra los dientes.

t	त	Se pronuncia como una «t» en español suave, con la lengua entre los dientes.
th	थ	Se pronuncia como una «t» suave en español, con la lengua entre los dientes y con «h» aspirada.
d	द	Se pronuncia como una «d» en español suave con la lengua entre los dientes.
dh	ध	Se pronuncia como una «d» suave en español, con la lengua entre los dientes y con «h» aspirada.
n	न	Se pronuncia como «n» suave en español, con la lengua entre los dientes.

Las consonantes labiales se pronuncian con los labios:

p	प	Se pronuncia como una «p» suave en español.
ph	फ	Se pronuncia como una «p» suave en español, con «h» aspirada.
b	ब	Se pronuncia como una «b» suave en español.
bh	भ	Se pronuncia como una «b» suave en español, con «h» aspirada.
m	म	Se pronuncia como una «m».

Las semivocales se pronuncian de la siguiente manera:

y	य	Se pronuncia como «y» semiconsonante, como en la palabra yo pero más suave, como la «i» en ion.
r	र	Se pronuncia como «r» simple en español.
l	ल	Se pronuncia como «l» en español.
v	व	Se pronuncia como «v» en español, con el labio inferior y los dientes superiores.

Las consonantes sibilantes se pronuncian como un tipo de silbido:

ś	श	Se pronuncia como «dz», es un sonido «z» alveolar y sonoro. Es palatal, como el sonido «sh» que se omite al tratar de acallar a alguien.
ṣ	ष	Se pronuncia como «sh»; es un sonido postalveolar. Es cerebral, se pronuncia igual que el anterior pero con la lengua contra el paladar superior.
s	स	Se pronuncia como «s»; es un sonido «s» alveolar como en español, como en la palabra sopa.

Cuando una consonante es aspirada, significa que se pronuncia emitiendo con cierta fuerza el aire de la garganta.

h	ह	Se pronuncia como la «h» aspirada, como en la palabra Sahara o la «j» de jerez.

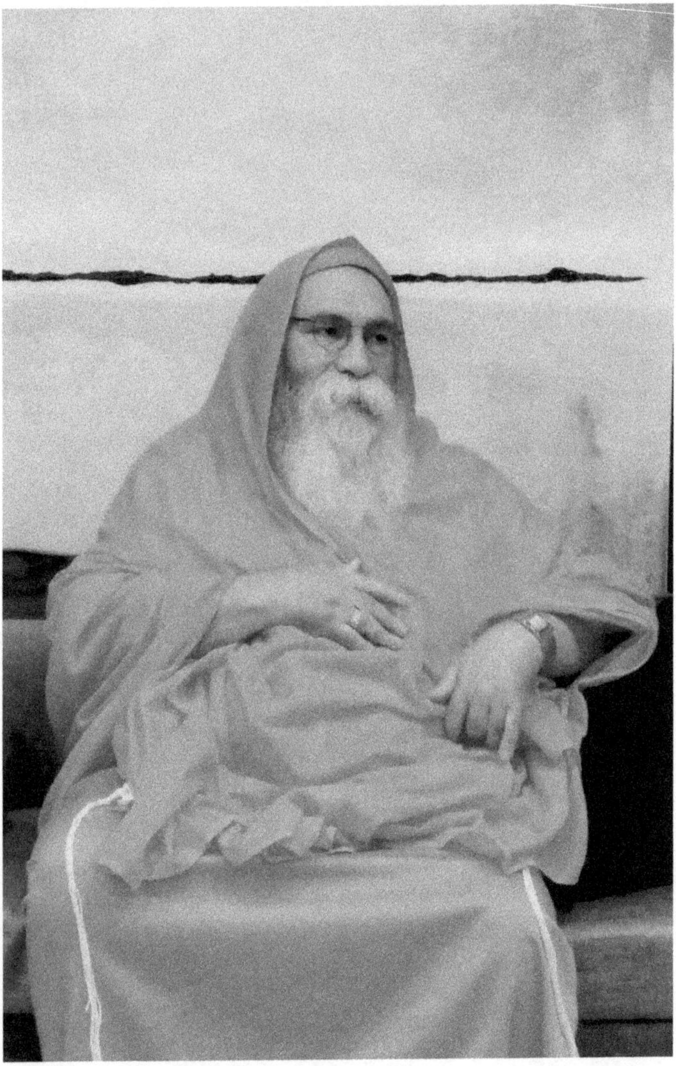

Prabhuji

S. S. Avadhūta Bhaktivedanta Yogacharya
Śrī Ramakrishnananda Bābājī Mahārāja

Sobre Prabhuji

S. S. Avadhūta Bhaktivedanta Yogacharya Śrī Ramakrishnananda Bābājī Mahārāja (David, Ben Yosef, Har-Zion), que escribe bajo el seudónimo Prabhuji, es un escritor, un pintor y un místico *avadhūta*. Es considerado por muchos como un maestro espiritual iluminado. Nació el 21 de marzo de 1958 en Santiago, la capital de la República de Chile. Una experiencia mística acaecida a la edad de ocho años lo impulsó a la búsqueda de la Verdad. Desde entonces, ha dedicado su vida a profundizar en la temprana experiencia transformativa que marcó el comienzo de un proceso involutivo.

Durante más de cincuenta años, ha explorado y practicado diferentes religiones y senderos espirituales. Para él, el despertar de la conciencia, o la trascendencia del fenómeno egoico, constituye el siguiente nivel del proceso evolutivo de la humanidad.

Desde el año 2007, ha optado por retirarse de la sociedad y adoptar una vida solitaria. Pasa sus días completamente apartado de la gente, escribiendo y pintando en silencio y en contemplación.

Prabhuji no acepta el papel de una personalidad pública o autoridad espiritual. Se ruega respeten su privacidad.

Sobre la Misión Prabhuji

La Misión Prabhuji es una organización sin ánimo de lucro dedicada a preservar el legado literario de Prabhuji.

La visión de Prabhuji propugna el despertar global de la conciencia, que es para él la esencia del hinduismo, como la solución radical a todos los problemas del mundo.

Las principales actividades de la misión se centran en la publicación de los libros de Prabhuji y la distribución de alimentos a los necesitados. Todo esto es posible gracias a los esfuerzos y la colaboración de voluntarios.

La misión ofrece a los interesados la oportunidad de residir en el Prabhuji Ashram durante períodos limitados de tiempo. Sin embargo, la misión ya no acepta residentes monásticos.

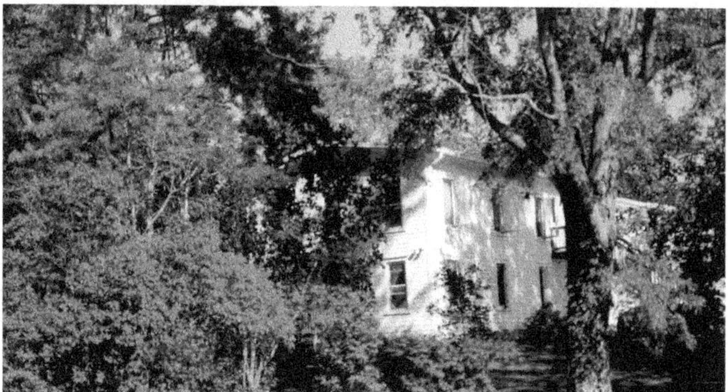

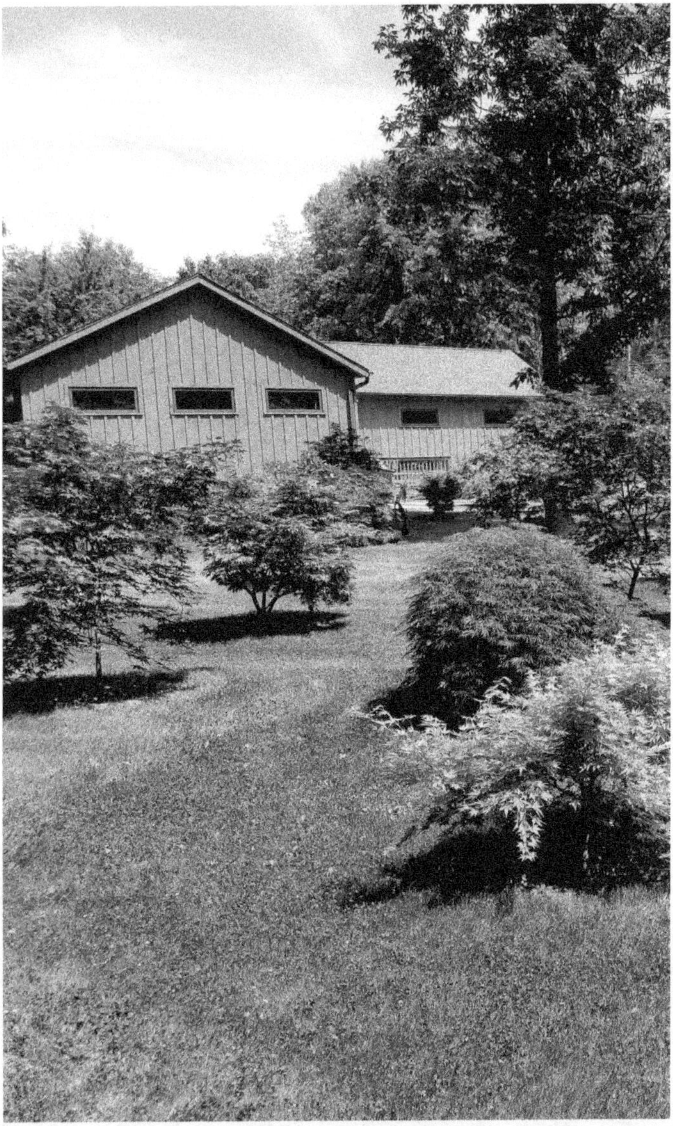

El Ashram Prabhuji

Sobre el Ashram Prabhuji

El Prabhuji Ashram es el lugar de residencia de Prabhuji, y la sede central de la Misión Prabhuji. Es un sereno centro de retiros situado en Catskills Mountains, en Nueva York, EE. UU. Ofrece un entorno de paz, ideal para la descansar del ajetreado mundo moderno.

El Prabhuji Ashram, que se extiende en 47 acres de bosque y arroyos, es el hogar de diferentes especies de aves. Esta área rural, con su aire limpio, sirve de refugio natural para una extensa variedad de flora y fauna.

El paisaje paradisiaco proporciona las condiciones ideales para meditar y energizarse. Es un lugar destinado a promover la armonía e integración entre el cuerpo, mente y alma.

Visitantes de diferentes partes del mundo asisten cada año a una gran variedad de talleres de fines de semana, retiros y conferencias.

Para más información:

Prabhuji Ashram
319 Route 31
Round Top NY 12473 – EE. UU.
Sitio web: prabhujiashram.com
Correo electrónico: info@prabhuji.net
Teléfono: 1-888-474-1218

Biografía

S.S. Avadhūta Bhaktivedanta Yogacharya Śrī Ramakrishnananda Bābājī Mahārāja (David, Ben Yosef, Har-Zion), quien escribe bajo el seudónimo de Prabhuji, es un escritor, un pintor y un místico *avadhūta*. Es una reconocida autoridad de la sabiduría oriental y un maestro *ācārya* de *haṭha-yoga* de reputación internacional. Prabhuji es un profundo conocedor de todas las ramas del yoga (*karma, bhakti, haṭha, rāja, kuṇḍalinī, mantra* y *jñāna*), los aspectos *vaidika* y *tāntrika* del hinduismo, así como de muchas otras religiones y senderos espirituales (judaísmo, cristianismo, budismo, islam, taoísmo, etcétera).

Nació el 21 de marzo de 1958 en Santiago, capital de la República de Chile. Una experiencia mística acaecida a la edad de ocho años lo impulsó a la búsqueda de la Verdad, o la Realidad última. Durante más de cincuenta años, se ha dedicado a explorar y practicar profundamente diferentes religiones y senderos espirituales. Ha consagrado su vida a profundizar en la temprana experiencia transformativa que marcó el comienzo de su proceso involutivo. Para Prabhuji, el despertar de la conciencia, o la trascendencia del fenómeno egoico, constituye el siguiente nivel del proceso evolutivo de la humanidad.

Considera que la esencia la religión es conocerse a uno mismo.

Su sincrética visión consiste en el reconocimiento de la conciencia.

Prabhuji es considerado un maestro controversial por su actitud liberal hacia la sexualidad humana basada en su profundo conocimiento de la antigua tradición tántrica. Además, su actitud revolucionaria hacia el orden social establecido y la religiosidad institucionalizada dividió a sus lectores entre detractores y seguidores acérrimos. A través de los años, muchas de sus declaraciones y enseñanzas desataron críticas y polémica dentro de diferentes sectores de la sociedad y la ortodoxia religiosa.

Su búsqueda espiritual lo llevó a estudiar con diferentes maestros de diversas tradiciones y viajar lejos de su Chile natal, a lugares tan lejanos como Israel, India y Estados Unidos.

Estudió el *vedānta advaita* en profundidad con Paraṁ-pūjya Avadhūta Yogacharya Śrī Brahmānanda Bābājī Mahārāja, Paraṁ-pūjya Swami Dayananda Sarasvatī, Swami Viṣṇu Devānanda Sarasvatī y Swami Jyotirmayānanda Sarasvatī. Estudió con destacados maestros del *vedānta* como Swami Swahananda, de la Ramakrishna Mission y Swami Viditātmānanda de la Arsha Vidya Gurukulam.

El espíritu del bhakti lo recibió de Narahari Dāsa Bābājī de Vrindavan, Sant Keśava dāsa, Atulānanda Mahārāja, Paramadvaiti Mahārāja, Jagajivana dāsa, Tamāla Kṛṣṇa Gosvāmī, Bhagavān dāsa Mahārāja y Kirtanananda Swami.

La profunda sabiduría del tantra fue despertada en Prabhuji por Mātājī Rīnā Śarmā en India.

Sus profundos estudios, las bendiciones de sus maestros, sus investigaciones en las sagradas escrituras, así como su vasta experiencia docente, le han atribuido un reconocimiento internacional en el campo de la religión y la espiritualidad.

Varias autoridades de prestigiosas instituciones religiosas y espirituales de la India han honrado a Prabhuji con diferentes títulos y diplomas. El título Bhaktivedānta le fue conferido por S. S. B.A. Paramadvaiti Mahārāja, discípulo de Su Divina Gracia A. C. Bhaktivedānta Swami Prabhupāda y fundador de «Vrinda». El título Yogācārya le fue conferido por S. S. Swami Viṣṇu Devānanda, discípulo de S. S. Swami Śivānanda Sarasvatī y fundador de la «Organización Sivananda»; y también por el «Paramanand Institute of Yoga Sciences and Research of Indore, la India», la «International Yoga Federation», la «Indian Association of Yoga» y el «Shri Shankarananda Yogashram of Mysore, la India». La orden de *sannyāsa* le fue conferida por S. S. Swami Jyotirmayānanda Sarasvatī, fundador de la «Yoga Research Foundation»; por S. S. Paramadvaiti Mahārāja y por S. S. Bhaktivedānta Atulānanda Ācārya Mahārāja, ambos discípulos de Su Divina Gracia A. C. Bhaktivedānta Swami Prabhupāda. Finalmente, en 2011 renunció a la orden de *sannyāsa* para aceptar ser iniciado en la elevadísima orden de *avadhūta bābājī* directamente por Paraṁ-pūjya Avadhūta Yogacharya Śrī Brahmānanda Bābājī Mahārāja, discípulo directo de Paraṁ-pūjya Avadhūta Śrī Mastarāma Bābājī Mahārāja.

Prabhuji dedicó más de cuarenta años al estudio del *haṭha-yoga* con prestigiosos maestros del yoga clásico y tradicional como S. S. Bapuji, S. S. Swami Viṣṇu Devānanda Sarasvatī, S. S. Swami Jyotirmayānanda Sarasvatī, S. S. Swami Satchidananda Sarasvatī, S. S. Swami Vignanananda Sarasvatī y Śrī Madana-mohana. Realizó varios cursos sistemáticos de formación de profesores de *haṭha-yoga* en prestigiosas instituciones hasta alcanzar el grado de maestro *ācārya* en dicha disciplina. Se graduó en Sivananda Yoga Vedanta, Ananda Ashram, Yoga Research Foundation, Integral Yoga Academy,

Patanjala Yoga Kendra, Ma Yoga Shakti International Mission, Prana Yoga Organization, Rishikesh Yoga Peeth, Swami Sivananda Yoga Research Center y Swami Sivananda Yogasana Research Center.

Prabhuji es miembro de Indian Association of Yoga, Yoga Alliance ERYT 500 y YACEP, International Association of Yoga Therapists e International Yoga Federation. En 2014, la International Yoga Federation le honró con la posición de Miembro Honorario del World Yoga Council.

Durante sus 40 años de enseñanza en diferentes países, ha entrenado a miles de personas de diversas nacionalidades, culturas y profesiones interesadas en la metodología yóguica y el desarrollo personal. Ha instruido incontables cursos, seminarios y retiros y ha capacitado personalmente un gran número de guías, instructores, profesores y maestros de *haṭha-yoga*, muchos de los cuales han abierto exitosos centros en diferentes países.

Su interés por la compleja anatomía del cuerpo humano lo llevó a estudiar quiropráctica en el prestigioso Instituto de Salud de la Espalda y las Extremidades en Tel Aviv, Israel. En 1993, recibió su diploma de manos del Dr. Sheinerman, el fundador y director del instituto. Luego se recibió de masajista terapéutico en la Academia de la Galilea Occidental. Los conocimientos adquiridos en este campo agudizaron su comprensión del *haṭha-yoga* y contribuyeron en la creación de su propio método.

El Prabhuji Yoga es el fruto de los esfuerzos de Prabhuji por perfeccionar su propia práctica y sus métodos de enseñanza; se trata de un sistema basado estrictamente en las enseñanzas de sus gurús y en las escrituras sagradas. Prabhuji sistematizó diferentes técnicas yóguicas tradicionales creando una metodología apta para el público occidental. El Prabhuji Yoga aspira a la experiencia de nuestra auténtica naturaleza. Promueve el balance, la salud y la flexibilidad a través de dieta apropiada, limpiezas, preparaciones (*āyojanas*), secuencias (*vinyāsas*), posturas (*āsanas*), ejercicios de respiración (*prāṇāyāma*), relajación (*śavāsana*), meditación (*dhyāna*), así como candados (*bandhas*) y sellos (*mudras*) para dirigir y potenciar el *prāṇa*.

Desde su niñez, y a lo largo de toda su vida, Prabhuji ha sido un entusiasta admirador, estudiante y practicante del karate-do clásico. Desde los 13 años, en Chile estudió estilos como el kenpo y el kung-fu, pero se especializó en Shotokan en el más tradicional estilo japonés. Recibió el grado de cinturón negro (tercer dan) de Shihan Kenneth Funakoshi (noveno dan). Aprendió también de Sensei Takahashi (séptimo dan) y practicó el estilo Shorin Ryu con el Sensei Enrique Daniel Welcher (séptimo dan) quien le confirió el rango de cinturón negro (segundo dan). A través del karate-do, obtuvo conocimiento adicional acerca de la física del movimiento. Prabhuji es miembro de la Funakoshi's Shotokan Karate Association.

Creció rodeado de un ambiente artístico. Su padre, el conocido pintor chileno Yosef Har Tzion, le motivó desde muy temprana edad para que se dedicara al arte. La afición de Prabhuji por la pintura se desarrolló desde su niñez. Sus obras de estilo abstracto reflejan las profundidades del espíritu.

Desde su más temprana niñez, experimentó una especial atracción y curiosidad por los sellos de correo. Con el tiempo, se transformó en un experto en la filatelia, un distribuidor autorizado por la American Philatelic Society y un miembro de las siguientes sociedades: Royal Philatelic Society London, American Philatelic Society, United States Stamp Society, Great Britain Philatelic Society, National Philatelic Society

UK, Society of Israel Philatelists, Society for Hungarian Philately y American Stamp Dealers Association.

A lo largo de toda su vida, ha mantenido un constante interés por el judaísmo en todos sus diferentes aspectos. Una de las mayores inspiraciones para Prabhuji fue el Rabino Shalom Dov Lifshitz TZLB, quien lo guio en sus estudios de la Torah. Prabhuji estudió Talmud con el Rabino Rafael Rapaport Shlit"a (Ponovich), Jasidismo con el Rabino Israel Lifshitz Shlit"a y profundizó en la Torah con el Rabbi Daniel Sandler Shlit"a. Prabhuji es un gran devoto del Rabino Mordechai Eliyahu TZLB, a quien tuvo la bendición de conocer personalmente a través del Rabino Shalom Dov Lifshitz TZLB.

En 2003, se fundó la Misión Prabhuji con el objetivo de preservar su visión, denominada «Conciencia Trascendental» y su labor literaria. En 2011, fundó el Prabhuji Ashram, el cual es tanto su residencia como la sede central de la Misión Prabhuji. Es un sereno centro de retiros situado en Catskills Mountains, en Nueva York, EE. UU. Ofrece un entorno de paz, ideal para la descansar de la ajetreada vida moderna. Se llevan a cabo regularmente clases de Prabhuji Yoga y encuentros de meditación.

Muchos visitantes pasan cada año sus vacaciones en el *āśram*. El Prabhuji Ashram, que se extiende en 47 acres de bosque y arroyos, es el hogar de diferentes especies de aves. Esta área rural, con su aire limpio, sirve de refugio natural para una extensa variedad de flora y fauna. El paisaje paradisíaco proporciona las condiciones ideales para meditar y energizarse. Es un lugar destinado a promover la armonía e integración entre el cuerpo, mente y alma. Visitantes de diferentes partes del mundo asisten cada año al Prabhuji Ashram en busca de paz y tranquilidad. Allí también opera la Academia Prabhuji

Hatha Yoga, donde discípulos ofrecen capacitación en *haṭha-yoga* bajo la supervisión del maestro.

En 2003, se fundó la Misión Prabhuji con el objetivo de preservar su visión y su labor literaria. Con este mismo fin, en 2006 Prabhuji se fundó el Instituto Prabhuji, un instituto virtual donde se encuentran gran parte de sus charlas en video.

Prabhuji recomienda a sus discípulos monásticos estudiar y practicar seriamente diferentes religiones durante ciertos períodos de tiempo. De esta manera, ellos llegan a conocer todos los senderos espirituales que Prabhuji ha estudiado y practicado en su vida.

En 2011, fundó el Prabhuji Ashram, el cual es tanto su residencia como la sede central de la Misión Prabhuji. Es un sereno centro de retiros situado en Catskills Mountains, en Nueva York, EE. UU. Desde el 2010, la misión no admite residentes monásticos.

En enero de 2012, Prabhuji renunció oficialmente a la vida pública. Decidió dejar de administrar la misión, difundir su mensaje y aceptar nuevos conceptos monásticos. En los últimos años, vive en soledad en su hogar, el Prabhuji Ashram. Pasa sus días completamente apartado del público, escribiendo en silencio y contemplación. En ese paradisíaco lugar, rodeado de bosques y arroyos, comparte su mensaje solo con algunos pocos peregrinos, buscadores sinceros y almas inquisitivas que viajan desde diferentes partes del mundo para asociarse personalmente con el escritor eremita.

Su vasta contribución literaria incluye libros en hebreo como *Yoga, experimentar tu presencia*, *El haṭha-yoga clásico* y un comentario sobre los *Yoga Sūtras de Patañjali*; en español e inglés, *Yoga: unión con la Realidad*, *Tantra: liberación en el mundo*, *Kuṇḍalinī-yoga: el poder está en ti*, *Lo que es, tal como es*; *Bhakti-yoga: el sendero del amor*, *Experimentando con la Verdad*, *Advaita Vedānta... ser el Ser*, *Historias espirituales* y comentarios sobre escrituras sagradas, tales como *Nārada Bhakti Sūtras*, *Īśāvāsya Upaniṣad*, *Bhagavad-gītā*, *Bhāgavata Purāṇa* y otros.

Prabhuji es un respetado miembro de la American Philosophical Association, la American Association of Philosophy Teachers, la American Association of University Professors, la Southwestern Philosophical Society, la Authors Guild Professional Organization for Writers, la National Writers Union, PEN America, la International Writers Association, la National Association of Independent Writers and Editors y la National Writers Association.

Prabhuji opera diferentes proyectos humanitarios debido a su convicción de que «servir a la parte es servir al Todo».

Libros por Prabhuji

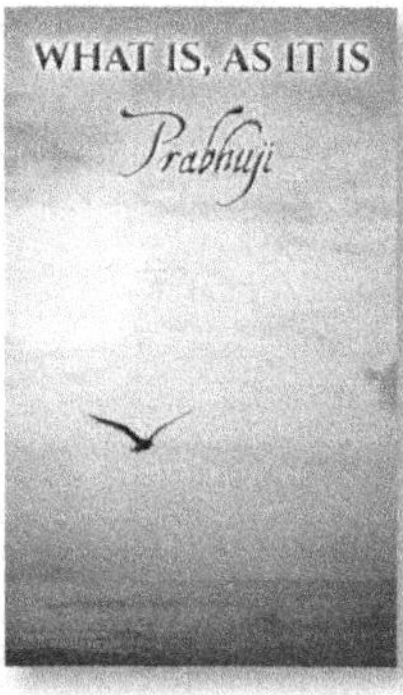

What is, as it is: Satsangs with Prabhuji (**English**)
ISBN-13:978-0-9815264-4-7
Lo que es, tal como es: Satsangs con Prabhuji (**Spanish**)
ISBN-13:978-0-9815264-5-4
Russian: ISBN-13: 978-1-945894-18-3

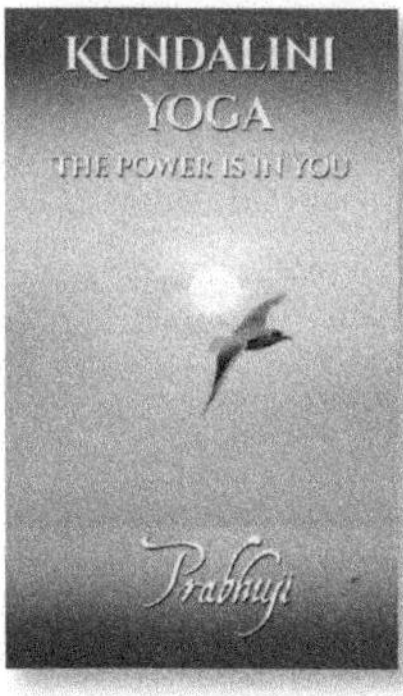

Kundalini yoga: The power is in you (**English**)
ISBN-13:978-1-945894-02-2
Kundalini yoga: El poder está en ti (**Spanish**)
ISBN-13:978-1-945894-01-5

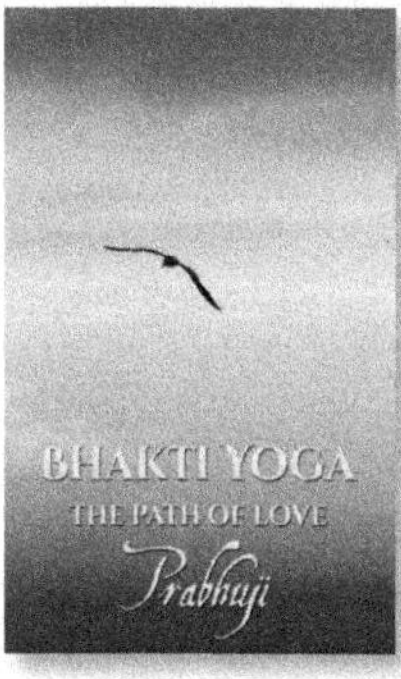

Bhakti yoga: The path of love (**English**)
ISBN-13:978-1-945894-03-9
Bhakti-yoga: El sendero del amor (**Spanish**)
ISBN-13:978-1-945894-04-6

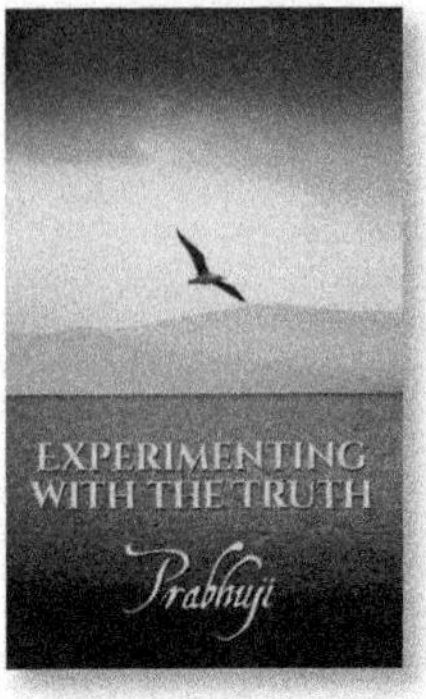

Experimenting with the Truth (English)
ISBN-13: 978-1-945894-08-4
Experimentando con la Verdad (Spanish)
ISBN-13: 978-1-945894-09-1

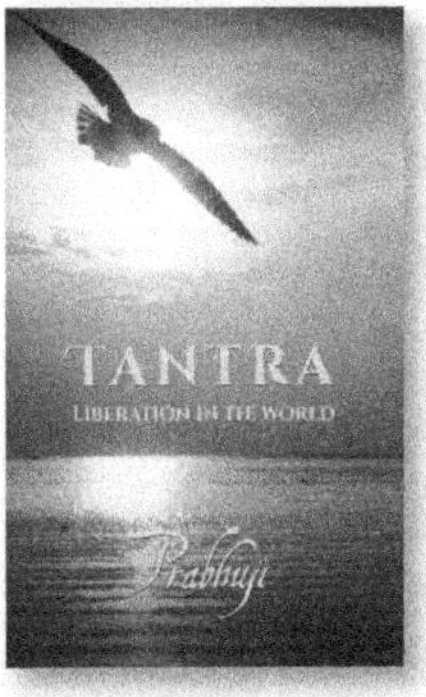

Tantra: Liberation in the world (English)
ISBN-13: 978-1-945894-12-1
Tantra: La liberación en el mundo (Spanish)
ISBN-13: 978-1-945894-13-8

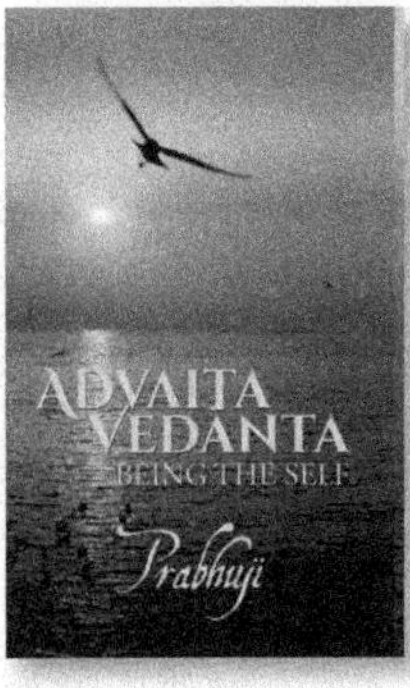

Advaita Vedanta: Being the Self (English)
ISBN-13: 978-1-945894-20-6
Advaita Vedanta: Ser el Ser (Spanish)
ISBN-13: 978-1-945894-16-9

CPSIA information can be obtained
at www.ICGtesting.com
Printed in the USA
JSHW010002030819
1024JS00001B/1

9 781945 894015